Thomas Kornbichler

Aufbruch aus der Depression

Thomas Kornbichler

Aufbruch aus der Depression

Neue Wege zur Heilung

Kreuz

In dankbarer Erinnerung an meine Großeltern
Emmy und Hans Sprenger und Maria und Franz Kornbichler

Für meine Patientinnen und Patienten

*»Du kannst kein Buch öffnen
ohne daraus zu lernen«*
Orientalische Lebensweisheit

Inhaltsverzeichnis

Einleitung 7
Der Wanderer 11
Checkliste: Leide ich an Depressionen? 12

Die Verbreitung der Krankheit 15

Grundgedanke dieses Buches 19
Kein Leben ohne Konflikte 19
Modi der Konfliktverarbeitung 20
Der depressive Modus der Konfliktverarbeitung 21
Wenn die Seele nicht mehr weiter weiß 21
Konfliktinhalte und bisherige Modi
der Konfliktverarbeitung bewusst machen 22

Das Sackgassensyndrom.
Einblicke in Lebenssituationen 23
Kinder 26
Jugendliche 27
Aus einem Erstgespräch 30
Orientierungsstörung 31
Von den Schwierigkeiten, erwachsen zu werden 33
Herausforderungen angesichts
gesellschaftlicher Umbrüche 36
Die geteilten Sorgen 37
Verlust der Balance – einseitige Leistungsorientierung 38
Die depressiven Helfer 43
Burnout-Syndrom bei Lehrern 47
Konkurs 48
Fest der Liebe – Test der Liebe.
Eine Weihnachtsdepression 51
Die Liebe ist voller Gefahren 54
Das Scheitern einer langjährigen Ehe 55
Altersdepressionen 59

Definitionen/Vorurteile 63
Die Schaulustigen und der Elefant 63
Medizinische Definitionen der Depression 64
Trauer 70
Melancholie 73
Die biologischen Theorien –
Teil der depressiven Störung 80

Psychodynamik depressiver Störungen 93
Äußere Konflikte 94
Der depressive Modus der Konfliktverarbeitung 103
Innere Konflikte 109

**Psychosoziale und psychohistorische
Dimensionen depressiver Störungen** 135
Geschlechterspezifische Faktoren 137
Deprimierender Zeitgeist 141

Psychotherapie depressiver Störungen 145
Psychisch Kranke müssen oft lange
auf eine Behandlung warten 147
Vom Symptom zur ganzheitlichen Erkenntnis 151
Die Balance des Lebens neu gewinnen 155
Vom Ich zum Wir 169
Vom positiven Umgang mit Depressionen 180
Von der Depression zur Selbstwerdung 188
Das eigene Leben gestalten lernen 190
Checkliste: mein Gesundheitspotenzial 206

Anmerkungen 208
Literaturverzeichnis 210
Nützliche Adressen, wenn Sie sich für Aus-, Weiter- und
Fortbildung interessieren 216
Nützliche Adressen, wenn Sie Hilfe brauchen 219
Danksagung 221
Bitte um Feedback 222

Einleitung

*»Das echte Gespräch bedeutet:
Aus dem Ich heraustreten und
an die Türe des Du klopfen.«*

Albert Camus

Die depressive Reaktion gefühlsbetonter Menschen auf innere und äußere Konflikte kann als »Sackgassensyndrom« beschrieben werden. An depressiven Störungen leidende Menschen haben Gründe, seelisch zu reagieren; doch die Qualität ihrer Reaktion reicht nicht hin, neue seelische Stabilität zu gewinnen.

Das Wichtige und vielleicht auch Originelle an diesem Buch ist, dass ich im Unterschied zum deprimierenden Ansatz der erbtheoretischen Biologisten einen konsequent psychotherapeutischen Ansatz vorlege. Es handelt sich bei den depressiven Störungen um einen psychischen Modus der Konfliktverarbeitung, der von der Seele her verstanden und verändert werden kann. Neben der Erläuterung der Psychodynamik depressiver Störungen enthält der Band eine Reihe von Fallgeschichten.

Depressionen, depressive Charakterzüge und depressive Verstimmungen zählen mit zu den häufigsten seelischen Störungen unserer Zeit. Unzufriedenheitsgefühle, verdrängte und offene Aggressionen, auf Dauer ungelöste Partnerschaftskonflikte, Arbeitsstörungen, Sinnlosigkeitsgefühle, anhaltende Einsamkeit und eine Reihe weiterer Symptome deuten in aller Regel auf eine depressive Problematik hin. Auch Ängste, Ärger, Wut, Eifersucht, Missmut, Griesgram, Misstrauen, Lustlosigkeit, Süchte unterschiedlichster Ausprägung, anhaltende Traurigkeit und das häufig wiederkehrende Erlebnis von Enttäuschungen lassen auf eine depressive Chrakterproblematik schließen.

Dieses Buch will zu einem vertieften Verständnis depressiver Probleme beitragen. Es vermittelt die Hoffnung, dass Depressionen grundsätzlich heilbar sind, wenn sie als Lebenskrisen und nicht als Schicksal aufgefasst werden.

Ich beschreibe auf den folgenden Seiten diese Welt der Depressionen. Viele Zeitgenossen wissen um ihre seelischen Probleme. Aber es sind auch viele Menschen davon betroffen, ohne sich dessen bewusst zu sein. Die Depression ist heute eine so verbreitete Erscheinung, dass es nicht schwer fällt, unsere Zeit als das Zeitalter der Depression zu bezeichnen.

Das Buch richtet sich an ein breites Publikum, nämlich an die große Zahl von depressiv verstimmten Zeitgenossen, die nach Lebenshilfe suchen. Es richtet sich an alle, die sich und ihre Mitmenschen besser verstehen wollen.

Dieser Text richtet sich auch an die Gebildeten unter den Verächtern der Psychotherapie und an die psychologisch interessierten Kulturbürger unserer Zeit. Er ist das Ergebnis meiner langjährigen psychotherapeutischen Tätigkeit auf diesem Gebiet. Fachlich fundiert, ist es in der Absicht geschrieben, allgemein verständlich zu sein. Auf eine heiter-humorige Note im Fluss der Darstellung wurde Wert gelegt. Spitzfindige Fachkontroversen hier wurden weitgehend vermieden. Wesentliche Grundpositionen werden dafür umso deutlicher vermittelt.

An Fachleuten spricht es Geistes-, Kultur- und Humanwissenschaftler an, insbesondere Psychotherapeuten, Psychologen, Pädagogen und Humanmediziner. Es ist ein Lesebuch für Gesundheitsexperten und die, die es werden wollen. Vor allem richtet es sich aber an unmittelbar oder mittelbar betroffene Menschen unserer Zeit, die mehr über die Psychodynamik depressiver Verstimmungen wissen wollen.

Depressionen vermitteln oft den Eindruck einer unbewussten Sucht, ohnmächtig und ganz unten sein zu wollen. Vielleicht kann dieses Buch in dem einen oder anderen Fall dazu beitragen, wieder Lebensmut zu vermitteln. Die tägliche psychotherapeutische Arbeit zeigt, daß es möglich ist, dieser Sucht zu entrinnen und das Leben sinnvoll – und das heißt vor allem: mitmenschlich – zu gestalten.

Vermittelt dieses Buch neue Erkenntnisse? Bei der Veröffentlichung eines Textes ist es üblich, zu behaupten, dass es sich um bisher nicht bekannte Einsichten handle. Bei genauerer Lektüre dieser Bücher zeigt sich dann aber oft, dass Klassiker der Psychotherapie vieles auch schon wussten und in ihren Texten verstreut da und dort veröffentlichten.

Die hier von mir beschriebene Psychodynamik und Psychotherapie depressiver Störungen basiert wesentlich auf der Vorarbeit vieler Kolleginnen und Kollegen in Vergangenheit und Gegenwart. Das wird Ihnen bei der Lektüre des Textes deutlich werden.

Allerdings existiert bisher kein Buch über Depressionen, das die Tiefenstruktur dieser seelischen Störungen in der hier vorliegenden Weise konsequent persönlichkeitspsychologisch und humanwissenschaftlich untersucht.

Was die Originalität von Autoren anbetrifft, schließe ich mich dem vorzüglichen Robert Burton an, der in der Zeit des Dreißigjährigen Krieges (1618–1648) ein überaus lesenswertes Buch über *Die Anatomie der Melancholie* verfasste. Über seine eigene Originalität hatte er damals anhand eines Vergleichs mit der Nahrungsaufnahme festgestellt: Wie sich unser Körper Nahrungsmittel einverleibt, verdaut und assimiliert, so geschehe es auch mit der geistigen Nahrung, die wir uns aneignen. *»Ich fordere meinen Nahrungsquellen gleichsam einen Tribut ab, um dieses Potpourri zu Papier zu bringen, wobei nur die Methode der Verknüpfung meine eigene ist.«* Im übrigen könnten wir nichts sagen, *»was nicht schon gesagt worden sei, deshalb beweise sich der Gelehrte allein in der methodischen Anordnung.«*

In dem hier von mir vorgelegten Buch über depressive Störungen kommt eine grundlegende Einsicht als roter Leitfaden deutlich zum Ausdruck. Entgegen dem herrschenden Vorurteil von der biologischen Bestimmtheit depressiver Störungen analysiere ich die depressiven Störungen von einem psychodynamischen und geisteswissenschaftlichen Standpunkt aus. Nach dreißig Jahren intensiven Studiums depressiver Störungen und praktischer psychotherapeutischer Tätigkeit gelange ich zu der deutlichen Erkenntnis, dass diese Verstimmungen lebensgeschichtlich bedingt und charakterlich verankert sind. Sie können als unbewusster und unverstandener Hilferuf existenziell bedrängter Menschen erkannt werden. Der hilflosen Sucht, ganz unten zu sein, kann bei entsprechendem mitmenschlichem Engagement entgegengewirkt werden, so dass eine deutliche Wendung zum Besseren möglich ist. Eine der wichtigsten Voraussetzungen ist in diesem Zusammenhang die Bereitschaft und der Wille des depressiv gestörten Menschen, sich offen mitzuteilen und sich mit seiner Lebenssituation gründlich zu befassen und allfällige Lebensirrtümer zu korrigieren. Neben den Bezugspersonen ist dabei der depressiv gestörte Mensch vor allem selbst gefordert. Nicht im Sinne einer erhöhten Leistungsbereitschaft. Depressiv gestörte Menschen sind ja oft übermäßig leistungsorientiert. Sondern im Sinne einer Bereitschaft, sich neue Lebensmöglichkeiten zu erschließen und persönliches Wachstum zuzulassen.

Diese Überzeugung soll aber nicht suggerieren, dass mit Hilfe der Psychotherapie Wunderheilungen möglich seien. Ganz im Gegenteil: Erfahrungen aus der Psychotherapie zeigen, dass es weitreichender Geduld und sehr gezielter, gefühlsintensiver Anstrengungen bedarf, um depressiv gestörte Menschen für eine konstruktive Mitarbeit in unseren Lebenszusammenhängen zu gewinnen. Dass diese Wendung immer wieder möglich ist, ist eine der beglückenden Erfahrungen meiner psychotherapeutischen Arbeit.

Die folgenden Kapitel sind so angelegt, dass sie auch jeweils gesondert gelesen werden können. Falls Sie ein Kapitel zunächst überspringen wollen, können Sie sich erst einmal auf die für Sie wichtigen Kapitel und Abschnitte konzentrieren. Nach und nach wird sich Ihnen so der Gesamtzusammenhang des Textes erschließen. Denkbar ist zum Beispiel, dass Sie zunächst die Fallgeschichten studieren und dann mit dem Kapitel zu Beginn des Buches fortfahren. Das Buch bildet eine von allen Seiten her erschließbare Einheit.

Thomas Kornbichler
Berlin, Herbst 2004

Der Wanderer

In der persischen Mystik wird von einem Wanderer erzählt, der mühselig auf einer scheinbar endlos langen Straße entlangzog. Er war über und über mit Lasten behangen. Ächzend und stöhnend bewegte er sich Schritt für Schritt vorwärts, beklagte sein hartes Schicksal und die Müdigkeit, die ihn quälte. Auf seinem Weg begegnete ihm in der glühenden Mittagshitze ein Bauer. Der fragte ihn: »Oh, müder Wanderer, warum belastest du dich mit diesen Felsbrocken?« – »Zu dumm«, antwortete der Wanderer, »aber ich hatte sie bisher noch nicht bemerkt.« Darauf warf er die Brocken weit weg und fühlte sich viel leichter. Wiederum kam ihm nach einer langen Wegstrecke ein Bauer entgegen, der sich erkundigte: »Sag', müder Wanderer, warum plagst du dich mit einem halbfaulen Kürbis auf dem Kopf und schleppst an den Ketten so schwere Eisengewichte hinter dir her?« Es antwortete der Wanderer: »Ich bin sehr froh, dass du mich darauf aufmerksam machst; ich habe nicht gewusst, was ich mir damit antue.« Er schüttelte die Ketten ab und zerschmetterte den Kürbis im Straßengraben. Wieder fühlte er sich leichter. Doch je weiter er ging, um so mehr begann er wieder zu leiden. Ein Bauer, der vom Feld kam, betrachtete den Wanderer erstaunt: »Oh, guter Mann, du trägst Sand in deinem Rucksack, doch was du in weiter Ferne siehst, ist mehr Sand, als du jemals tragen könntest. Und wie groß ist dein Wasserschlauch – dabei fließt neben dir ein klarer Fluss, der deinen Weg noch weit begleiten wird!« – »Dank dir, Bauer, jetzt merke ich, was ich mit mir herumgeschleppt habe.« Mit diesen Worten riss der Wanderer den Wasserschlauch auf, dessen brackiges Wasser auf dem Weg versickerte, und füllte mit dem Sand aus dem Rucksack ein Schlagloch. Er blickte an sich herab, sah den schweren Mühlstein an seinem Hals und merkte plötzlich, dass der Stein es war, der ihn so gebückt gehen ließ. Er band ihn los und warf ihn, so weit er konnte, in den Fluss hinab. Frei von seinen Lasten wanderte er durch die Abendkühle, eine Herberge zu finden.[1]

Checkliste:
Leide ich an Depressionen?

Symptome	trifft sehr zu	trifft etwas zu	trifft nicht zu
Mein Kontakt zu Freundinnen und Freunden ist in letzter Zeit deutlich weniger geworden.			
Ich verspüre häufig oder sehr stark in mir: Hass, Wut, Ärger, Jähzorn, Trauer, Angst, Misstrauen, Eifersucht, Neid, Gram.			
Ich kann mich nicht mehr freuen.			
Ich konsumiere verstärkt Nikotin und/oder Alkohol und/oder Haschisch und/oder Arzneimittel und/oder andere Psychopharmaka.			
Ich leide häufig an Kopf- und/oder Rücken- und/oder Bauch- und/oder Muskelschmerzen.			
Meine Zukunftsaussichten sind alles andere als rosig.			
Ich habe immer weniger Selbstvertrauen.			
Was in der Welt vor sich geht, interessiert mich immer weniger.			
In der Partnerschaft/Ehe gibt es zahlreiche Konflikte. Ich fühle mich einsam und unverstanden.			
Ich leide an Einschlaf- und/oder Durchschlafstörungen und/oder wache oft sehr früh auf.			
Ich verspüre oft eine große Müdigkeit.			
Ich denke öfter an Selbstmord.			

Symptome	trifft sehr zu	trifft etwas zu	trifft nicht zu
Ich wüsste schon, wie ich mich selbst töten könnte.			
Ich kann mich nicht gut konzentrieren.			
Ich zweifle zunehmend am Sinn des Lebens und weiß oft nicht mehr, was das alles soll.			
Ich habe keinen rechten Hunger und nehme immer mehr ab.			
Oder: Ich esse sehr viel und nehme immer mehr zu.			
Mein Interesse an Sexualität ist kaum vorhanden.			
Ich habe keine rechte Hoffnung mehr.			
Mir fehlt oft der Antrieb für die Erledigung der täglichen Aufgaben.			
Ich kann schlecht Entscheidungen treffen.			
Ich grüble viel und habe zahlreiche Schuldgefühle.			

Füllen Sie diese Checkliste wahrheitsgemäß aus. Je mehr Sie von den genannten Symptomen bei sich feststellen, desto größer ist die Wahrscheinlichkeit, dass Sie an einer Depression leiden. Auch wenn nur einige Symptome sehr stark bei Ihnen vorhanden sind, ist die Wahrscheinlichkeit einer depressiven Störung groß. Kommen Sie zu dem Schluss, dass Sie wahrscheinlich depressiv sind, dann sollten Sie sich professionelle Hilfe holen. Gehen Sie zu einem Psychotherapeuten oder zu einer Psychotherapeutin, um sich beraten und gegebenenfalls behandeln zu lassen.

Die Verbreitung der Krankheit

*»Was nicht in uns selber ist,
regt uns nicht auf.«*

Hermann Hesse

Etwa 10 % der Bevölkerung leiden ständig unter mehr oder weniger starken depressiven Störungen. Das bedeutet, dass wir alle direkt oder indirekt mit depressiven Störungen zu tun haben. Schauen Sie sich um, bei sich selbst und im Kreis Ihrer Bezugspersonen, und Sie werden sehen, dass depressive Störungen sehr verbreitet sind. Ähnlich wie beim Alkoholismus haben wir es bei den depressiven Störungen mit einer seelischen Volkskrankheit zu tun.

Die statistische Beschreibung der Häufigkeit und Verbreitung von Depressionen kann nicht in derselben Exaktheit wie die statistische Erfassung beispielsweise von Niederschlagsmengen (Regen, Schnee usw.) erfolgen. Sie ist abhängig von Grundannahmen und Definitionen (was eine Depression ausmacht), Methoden der Datenerhebung (Vorgehensweise bei der Dokumentation seelischer Störungen) und den Interpretationen der Wissenschaftler (Auswertung der Ergebnisse). Dies ergibt eine Bandbreite von Schwankungen bei den statistischen Angaben über Häufigkeit und Verbreitung. Beeindruckend ist allerdings, dass ausnahmslos alle Untersuchungen depressive Störungen als sehr verbreitetes Problem beschreiben.

In einer Sendung des ZDF stellten eine Reihe von Gesundheitsexperten fest, dass etwa jeder zehnte Bundesbürger im Laufe seines Lebens ein oder sogar mehrere Male depressive Störungen erleidet. Und damit ist nicht etwa gemeint, dass Mann oder Frau sich nur mal kurz schlecht fühlt, niedergeschlagen oder traurig ist. Depressionen betreffen das ganze Lebensgeschehen, ziehen die Familie, den Beruf und Freundschaften mit in den Sog der Hoffnungslosigkeit.

Die Weltgesundheitsorganisation (WHO) schätzt, dass drei bis fünf Prozent der Bevölkerung ständig von Depressionen betroffen sind. Das wären um die 200 Millionen Menschen auf der Welt. Die Rate bei den Bundesbürgern ist noch höher: Es leiden etwa 10 bis 15 Prozent an depressiven Störungen. Depressionen zählen zweifellos zu den »Spitzenreitern« psychischer Erkrankungen.[2]

Nach aktuellen Zahlen der AWMF (Arbeitsgemeinschaft der Wissenschaftlichen Medizinischen Fachgesellschaften – online, Stand April 2002) beträgt die Verbreitungsrate 2 bis 7%. Die Wahrscheinlichkeit, im Laufe des gesamten Lebens an einer Depression zu erkranken, liegt für Frauen bei 26% und für Männer bei 12%. Diese Zahlen betreffen die Bevölkerung von Industrienationen. So gibt es in Deutschland zwischen 4 und 7 Millionen Erkrankte.

Wie man in »Der Tagesspiegel« vom Mittwoch, dem 10. Juli 2002, erfahren konnte, übertrafen die Berliner den Bundesdurchschnitt um fast 100%, was die Anzahl der Fehltage durch Depressionen anging. Dieses statistisch höhere Erkrankungsrisiko wird vor allem auf die bessere Fähigkeit großstädtischer Ärzte zurückgeführt, Depressionen als solche zu erkennen – was wiederum den Schluss zulässt, dass der Anteil der depressiv gestörten Menschen in der gesamten Gesellschaft noch deutlich höher ist als bisher angenommen.

Aus diesen Zahlen lässt sich ableiten, was für einen gesellschaftlichen Faktor diese Erkrankungen darstellen, etwa hinsichtlich der Erwerbsunfähigkeiten. Zum Beispiel gehen mehr als 10% der Berufsunfähigkeiten in den journalistischen Berufen auf Depressionen zurück (laut *Menschen Machen Medien*, Oktober/November 2002).

Ein unterschätztes Problem sind Depressionen bei Kindern. Etwa 5% aller Jugendlichen leiden unter Depressionen, die so einschränkend sind, dass sie behandelt werden müssten.[3] Die Eltern unterschätzen meist den Schweregrad der psychischen Störung bei ihren Kindern. Oft wird eine Depression bei einem Kind als ADS (= Aufmerksamkeitsdefizit-Syndrom) eingestuft und falsch behandelt.

Bei Jugendlichen ist die Depression bereits jetzt Volkskrankheit Nummer zwei, stellt Franz Resch von der Deutschen Gesellschaft für Kinder- und Jugendpsychiatrie, Psychosomatik und Psychotherapie (DGKJP) fest. Bereits 20 Prozent der Jugendlichen zwischen 12 und 18 Jahren geraten in psychische Krisen. Ganz oben auf der Liste stehen dabei Depressionen.

Insgesamt ist die Tendenz steigend – dies vor dem Hintergrund gesellschaftlicher Krisensituationen wie Arbeitslosigkeit und sozialer Konflikte. Frustration, Enttäuschung, verminderter Antrieb, ständige Selbstzweifel, der Verlust von Selbstvertrauen, Todesgedanken: Mit diesen Symptomen quälen sich die meisten Erkrankten.

Eine Langzeitstudie über Verläufe behandelter und unbehandelter Depressionen und Angststörungen, die bereits 1988 am Münchener Max-Planck-Institut für Psychiatrie abgeschlossen wurde, führte zu der Erkenntnis, dass psychische Störungen zu den häufigsten gesundheitlichen Beeinträchtigungen der Bevölkerung zählen, gleichzeitig aber völlig unterschätzt werden (Wittchen, H.-U. / Zerssen, D. v.: *Verläufe behandelter und unbehandelter Depressionen und Angststörungen*). Frauen sind der Münchener Studie zufolge im Vergleich mit Männern anfälliger für Angstzustände und Depressionen. Das Risiko ist fast doppelt so hoch. Während Frauen besonders zur Abhängigkeit von Medikamenten neigen, ist bei Männern die Gefahr größer, alkoholabhängig zu werden. Die Forscher stellten in ihrer Studie weiterhin fest, dass eine gute soziale Einbindung das Krankheitsrisiko senkt. Eine »gute soziale Einbindung« bedeutet neben einer harmonischen Partnerschaft auch Freundschaften und Berufszufriedenheit.

Nach Ansicht der Wissenschaftler vom Max-Planck-Institut ist die Betreuung von Menschen mit psychischen Beschwerden mangelhaft. Lediglich ein Fünftel der seelisch Gestörten erhielt fachliche Hilfe, die zudem noch häufig unregelmäßig und nicht angemessen war.

Das 1998 in Bundestag und Bundesrat verabschiedete Psychotherapeutengesetz hat durch die restriktive Handhabung der Übergangsregelungen die psychotherapeutische Versorgung in der Bundesrepublik Deutschland nicht verbessert. In einigen Bereichen ist sie sogar ausgedünnt worden.

Von der Forschergruppe wurden auch Empfehlungen für drei Zielgruppen ausgesprochen: für die Bevölkerung, für die Hausärzte und für die Psychiater und Psychotherapeuten.

Wer unter Depressionen leidet, sollte sich nicht scheuen, eine sachkundige Behandlung in Anspruch zu nehmen. Je eher dies geschieht, umso höher sind die Genesungschancen.

Allgemeinmediziner und Organspezialisten sollten im Studium und durch Weiterbildung in die Lage versetzt werden, psychische Störungen frühzeitig zu erkennen. Stoßen sie an die Grenzen des eigenen Könnens, sollten sie ihre Patienten zur Aufnahme psychotherapeutischer Hilfe motivieren.

Hausärzte behandeln zwar 70 bis 90 Prozent der PatientInnen, die an Depressionen leiden, aber nur 50 bis 75 Prozent der Fälle mit einer klinisch relevanten Depression werden wirklich erkannt. Das liegt auch mit daran, dass Patienten, vor allem Männer, wenig über ihre Probleme reden. Doch seit einigen Jahren beobachten Experten eine Trendwende. Es kommen Jahrgänge in die Praxen und Beratungsstellen, die aufgeschlossener für die Behandlung psychischer Probleme sind. Auch Männer suchen jetzt verstärkt Hilfe in seelischen Nöten. Depressionen werden in der Öffentlichkeit immer weniger als Makel, sondern als behandlungsbedürftige Krankheit angesehen.

Den PsychotherapeutInnen wird nahe gelegt, sich besser mit den Prinzipien einer modernen Therapie von Depressionen vertraut zu machen.

Grundgedanke dieses Buches

»Die Geisteswissenschaften beruhen auf dem Verhältnis von Erlebnis, Ausdruck und Verstehen«
Wilhelm Dilthey

Depressive Störungen sind Störungen des Seelenlebens. Wir können auch sagen: Stockungen oder Sackgassen des Seelenlebens. Depressionen sind Ohnmachts- und Hilflosigkeitssituationen. Depressionen sind emotional tiefgreifende Reaktionen. Sie wirken sich in unterschiedlichen Intensitätsgraden im ganzen Menschen aus. Sie betreffen den Körper, unsere mitmenschlichen Beziehungen, unsere Phantasien, unsere Wahrnehmungen und unser Leistungsvermögen.

Kein Leben ohne Konflikte

Depressionen in ihren unterschiedlichen Schweregraden sind seelisch-ganzheitliche Reaktionen in und aus Konflikten heraus. Konflikte entstehen aus unseren Beziehungen zur Natur und zu den Menschen und aus uns selbst heraus. Konflikte sind Teil des Lebens. Sie entstehen aus Bedürfnissen.

Eine Frau, die von der Arbeit erschöpft ist, will sich ausruhen; der Mann fühlt sich munter und würde gerne mit seiner Frau ausgehen oder Sex erleben – und umgekehrt.

Auch in uns selbst kommt es oft zu Konflikten. Ich will gerne Sport treiben, habe aber noch zu arbeiten, um Geld zu verdienen, um die Rechnungen für das Haus zu bezahlen, das mir auch am Herzen liegt. Ich will gerne gut und viel essen, und gleichzeitig liegt mir an einer sportlichen Figur usw.

Modi der Konfliktverarbeitung

Es zeichnet uns Menschen aus, dass wir auf die Herausforderungen des Lebens ganzheitlich reagieren können. Im Kleinen wie im Großen geben wir mehr oder weniger sinnvolle Antworten auf die Anforderungen des Lebens.

Von Kindheit an schaffen wir zunächst unbewusst und dann immer bewusster emotional gesteuerte Antworten auf die Herausforderungen unserer materiellen, seelischen und geistigen Umwelt. Phantasien, Gefühle, Affekte, Verstand, Körper – eben der ganze Mensch ist in diesem oftmals unbewussten Dialog mit der Umwelt aktiv. So schaffen wir unsere Fähigkeiten und Fertigkeiten, unsere Gedanken und Emotionen, unsere Charakterzüge und Verhaltensweisen, indem wir uns unsere Umwelt schöpferisch aneignen. Es entstehen Modi der Konfliktverarbeitung, die wir in aktive und passive einteilen können.

Der verbreitetste aktive Modus der Konfliktverarbeitung ist die Leistungsorientierung. Tatsächlich können wir viele Situationen im Leben meistern, wenn wir aktiv an die anstehenden Aufgaben herangehen. Die Gesellschaft verwendet viel Zeit und Energie darauf, Kindern und Jugendlichen leistungsorientierte Fähigkeiten zu vermitteln, damit sie möglichst zeitig aktiv an der Bearbeitung der gesellschaftlich notwendigen Aufgaben teilnehmen. In diesem Zusammenhang ist vor allem das Schulsystem zu nennen. Die Schule ist der »Betrieb« der Kinder und Jugendlichen, wo sie sich in die Gesellschaft integrieren und arbeiten lernen.

Für eine erfolgreiche Mitarbeit in der Gesellschaft sollen Kinder und Jugendliche möglichst breit und intensiv ihre Fähigkeiten und ihr Wissen ausbilden. Für diesen Zweck sollen sie auch ihren Körper und ihre Phantasie schulen. Außerdem legen wir Wert auf die Ausbildung sozialer Kompetenzen: Teamorientierung, Dialogbereitschaft, Kommunikationsfähigkeit usw.

Der depressive Modus der Konfliktverarbeitung

Wenn die Seele nicht mehr weiter weiß

Depressionen in ihren unterschiedlichen Intensitäten sind ebenfalls Reaktionen auf äußere oder/und innere Konflikte. Sie sind Antworten auf Herausforderungen des Lebens, in denen unser sonstiges Repertoire an Lösungsmustern nicht mehr zum Erfolg führt. Depressionen sind in ihrer ganzen Tragweite oft unbewusste, d. h. unverstandene ganzheitliche Reaktionen auf äussere und innere Konflikte.

Depressive Reaktionen liegen auf der Linie von Ohnmacht und Hilflosigkeit. Sie bringen zum Ausdruck, dass hier jemand von uns nicht mehr weiter weiß, dass sie oder er in einer seelischen Sackgasse stecken bleibt. Depressionen erwachsen aus mehr oder weniger dramatischen, unlösbaren Konfliktlagen.

Das Erleben und die Einschätzung der aktuellen Konfliktsituation geschehen – unbewusst – im Rückgriff auf lebensgeschichtliche Wahrnehmungs- und Verarbeitungsmuster. Dieser subjektive Faktor führt oft dazu, dass Außenstehende die depressive Reaktion nicht richtig nachvollziehen können.

Die Depression ist eine emotional intensive Reaktion auf eine übermächtig erlebte Situation. Sie ist wie alle Reaktionsweisen von uns Menschen eine Fähigkeit. Sie ist eine Mitteilung an die Umwelt, wobei der an Depressionen leidende Mensch selbst nicht richtig weiß, was er eigentlich mitteilen will. Insofern ist die depressive Reaktion auch eine seelische Störung. Die Kommunikation erfolgt nicht klar und inhaltlich geordnet, sondern undeutlich und mehr oder weniger wirr. Die Mitteilungen sind nicht bestimmt, sondern verstimmt.

Konfliktinhalte und bisherige Modi der Konfliktverarbeitung bewusst machen

Depressionen sind von Kindheit an verinnerlichte und in aktuellen Konfliktsituationen aktualisierte seelische Reaktionsbereitschaften, die aus der existenziellen Krisensituation des depressiv verstimmten Menschen verstanden werden können.

Depressionen sind Sackgassen des Lebens, in die wir hineingeraten, wenn die alten Wege nicht mehr gangbar und neue noch nicht gefunden worden sind.

Wenn die Seele im depressiven Modus der Konfliktverarbeitung – oft leise – nach Hilfe schreit, dann ist noch mehr als sonst im Leben mitmenschliche Zusammenarbeit erforderlich. Zusammenarbeit bedeutet vor allem, dass der depressiv gestörte Mensch selbst die Hoffnung nicht aufgibt und den Mut aufbringt, sich über seine Mitmenschen neue Wege aus der Depression zu erschließen.

Es gilt, das Leben neu zu ordnen: im Verhältnis zu sich selbst und zur Umwelt. Diese Neuorientierung ist möglich, wenn der depressive gestörte Mensch und seine Bezugspersonen aktiv nach neuen Strategien der Konfliktverarbeitung suchen.

In diesem Zusammenhang gilt es vor allem, die Konflikte inhaltlich zu benennen – sie bewusst zu machen. Nur wenn ich um die Inhalte der Konflikte weiß, vor denen ich seelisch kapituliere, kann ich sie neu bewerten. Und nur wenn ich mir bewusst mache, wie ich bisher – meist unbewusst – auf diese Konflikte reagiert habe, kann ich die Modi meiner Konfliktverarbeitung erweitern.

Depressionen sind auf Dauer unzureichende Antworten auf inhaltlich oft unbewusste Konflikte. Nur wenn wir uns die Inhalte dieser Konflikte und unsere Reaktionsweisen darauf bewusst machen, können wir über uns hinauswachsen und uns neue Wege aus der Depression erschließen.

Das Sackgassensyndrom. Einblicke in Lebenssituationen

»Denn wer ist kein Dummkopf, wer ist nicht melancholisch, verrückt, geisteskrank? Narrheit, Schwermut, Irrsinn bilden eine einzige Krankheit, und Delirium kann als ihre umfassende Bezeichnung dienen ... Doch wer ist kein Narr? Wer ist frei von Melancholie? Wessen Wesen und Verhalten ist nicht mehr oder weniger damit durchtränkt? ... Wen übermannt nicht Leidenschaft, Zorn, Neid, Missgunst, Furcht und Sorge?«

Robert Burton: Anatomie der Melancholie

Das Sackgassensyndrom – am Ende des psychischen Lateins

»Gibt es überhaupt einen Sinn des Lebens?« »Wieso soll ich all diese Qualen ertragen?« »Soll ich mit dem Leben nicht einfach Schluss machen?« Mit diesen und ähnlichen Mutlosigkeiten konfrontieren uns depressiv erkrankte Menschen nicht nur in der Psychotherapie.

Die Depression ist eine seelische Krankheit. Sie kann von jedem von uns erlebt werden. Nach heutigen Erkenntnissen ist sie die Auswirkung einer spezifischen seelischen Lern- und Lebensgeschichte. Sie ist Ausdruck einer unbewussten Lebenseinstellung, die noch nicht flexibel genug ist für die Anforderungen des Lebens.

In der Psychotherapie werden nicht selten depressiv erkrankte Menschen wiederum aktiv und froh. Sie lassen ihren

Pessimismus, ihren Kleinmut und ihre Selbstbezogenheit hinter sich. Das depressive Leiden kann bearbeitet, verstanden, eingeordnet und zu einer Schule vermehrter Selbst- und Menschenkenntnis werden.

An depressiven Störungen leidende Menschen befinden sich in einer Sackgasse des Lebens. Sie sind am Ende ihres psychischen Lateins. Was machen wir, wenn wir in einer Sackgasse sind? Was ist angesagt, wenn unser Sprachvermögen begrenzt ist?

Depressiv Leidende sind tendenziell selbstverleugnende Menschen. Sie versuchen nachgiebig, gütig, wohlwollend, hilfsbereit, großzügig, rücksichtsvoll, verständnisvoll und opferbereit zu sein. Sie tendieren dazu, sich unterzuordnen, abhängig, leidend, schutz- und hilfsbedürftig zu sein. Anmaßendes, aggressives und egoistisches Verhalten wird vermieden. Um nicht dem Neid oder der Eifersucht anderer ausgesetzt zu sein, verkleinern sich depressiv erkrankte Menschen selbst. Dies aber hemmt alle Bedürfnisse nach Selbstverwirklichung, Selbstentfaltung und Expansion. So können sich keine Erfolge im Leben einstellen. Statt dessen verstärkt sich die Unzufriedenheit. Das Geschehen mündet nicht selten in abgrundtiefem Selbsthass.

An depressiven Störungen leidende Menschen bohren sich oftmals in einen unseligen Teufelskreis aus Selbst- und Fremdentwertung hinein. Das Kontinuum des Selbstwertverlustes führt von der gehemmten Selbstwerdung über die andauernde Unzufriedenheit bis hin zum Selbsthass und mitunter sogar zur Selbstzerstörung.

Selbsteinschätzungen als Versager, Selbstvorwürfe, Reizbarkeit, Kontaktstörungen, Entschlussunfähigkeit, negative Selbstkommentare, Arbeitsunfähigkeit, Appetitverlust, Libidoverlust und Selbsttötungstendenz sind Symptome dieser Charakterstruktur. Im Wiederholungszwang, den Sigmund Freud für einen Todestrieb hielt, erleben wir das Verfallensein des Individuums an den Prozess der Destruktion.

Die Ursache dieses Geschehens ist aber kein biologisch bestimmter Prozess, sondern die seelische Gangart eines zutiefst entmutigten Menschen. Depressionen gründen in lebensgeschichtlich gewordenen Reaktionsbereitschaften und schränken das Wesen des Menschen ein. So wird der erlernte Lebensstil des depressiv gestörten Menschen im Hier und Jetzt zum mächtigsten Hindernis einer mutigeren Selbstwerdung.

In seinem Buch *Der neurotische Mensch und seine Lebensschwierigkeiten* weist Josef Rattner darauf hin, dass der an Depressionen leidende Mensch mit seinen fadenscheinigen Selbstanklagen der Umwelt in den Ohren liegt und dabei auch Missstimmung verbreitet. Daran sei zu erkennen, dass er sehr gerne von sich redet und damit eben im Mittelpunkt zu stehen wünscht. Auch wer sich selbst verkleinert, kann einem Größenideal nachjagen: »Wer sich erniedriget, wird erhöht werden!« Josef Rattner kritisiert die Freudsche Ansicht, dass das Über-Ich in der Depression das Ich des Patienten bestrafe. Es helfe dem Patienten wenig weiter, wenn man ihn auf sein hartes und grausames Über-Ich hinweise. Therapeutisch wirksamer sei es, den Patienten auf seinen Ehrgeiz, seinen Kontakt- und Liebesmangel, seinen Perfektionismus und seine Lebensfremdheit hinzuweisen. Das seien alles Eigenschaften des Ich und nicht des Über-Ich. Der Gegentyp zum depressiven Menschen ist nach Rattner der entschlossene, weltoffene und mutige Mensch. Diesem ist die Zeit sein »Besitz und Acker«, auf dem er sein Dasein »zum Austrag bringen« kann. Der mutige Mensch fühlt sich nicht wie der Depressionspatient als ein gleichgültiges Partikel im Weltgeschehen, als ein Blatt im Wind oder eine Nussschale im Ozean. Die Selbstverkleinerung und Selbstauslöschung depressiver Menschen sei ein furchtbarer »Lebensirrtum«.

Seine Größenideen und seine Neigung, andere Menschen zu idealisieren und an sich zu binden, bringen den depressiven Menschen leicht in Konflikt mit den realen Verhältnissen. Depressiv erkrankte Menschen schwanken in ihren Gefühlen zwischen Extremen wie bedingungsloser Harmonie oder absolutem Verlassenheitsgefühl, zwischen Hochstimmung und tiefster Niedergeschlagenheit. Das »depressive Loch«, in das die Patienten fallen, können wir als ein »narzisstisches Loch« bezeichnen. Wenn die an sich selbst oder an andere gestellten Erwartungen nicht erfüllt werden, fühlen sich depressiv verstimmte Menschen restlos auf ihr schwaches Selbst zurückgeworfen. Manche Personen sind zuweilen so verzweifelt, dass sie sich selbst töten.

Kinder

Depressionen können in allen Altersstufen auftreten. Bei Kindern und Jugendlichen werden sie oft verkannt, weil sie als Schul- oder Erziehungsschwierigkeiten eingestuft werden.

Kleinkinder können ihre Befindlichkeit oft nicht ausreichend verbalisieren. Bei ihnen finden wir meist psychosomatische Symptome wie Wein- und Schreikrämpfe, Störungen im Schlaf-Wach-Rhythmus oder beim Appetit sowie Einnässen oder Einkoten.

Viel hängt vom Erziehungsstil der unmittelbaren Bezugspersonen ab. Fruchtlose Streitereien im Elternhaus und übertrieben harte Erziehungspraktiken entmutigen die Kinder. Aber auch zu viel des Guten bereitet den Boden für depressive Reaktionen. Oft finden wir Autoritarismus und Verwöhnung in Kombination.

Nach Alfred Adler, dem Begründer der Individualpsychologie, ist eine der Hauptursachen depressiver Verstimmungen die Verwöhnung. Wem die Aufgaben des Lebens von früh auf abgenommen werden, wer stets Dienstboten (Mutter, Verwandte, Untergebene usw.) um sich hat, welche ihm das Leben erleichtern, der wird in schwierigen Situationen nicht ausreichend darauf vorbereitet sein, seinen Beitrag zur Bewältigung neuer Aufgaben beizusteuern. Das kann in eine depressive Erkrankung münden.

Oft reagieren die Kinder auf der Linie nacherlebter depressiver Störungen von Bezugspersonen. In vielen Familien reagiert ein Elternteil in Konfliktsituationen depressiv. Kinder identifizieren sich mit allen Anteilen ihrer Bezugspersonen – auch mit deren depressiven Reaktionsmustern. Geraten sie selbst in Konflikte, aktivieren sie unbewusst diese Modi der Konfliktverarbeitung.

ErzieherInnen und LehrerInnen werden oftmals mit depressiven Kindern konfrontiert. Bei genauerem Hinsehen entdecken sie bei lerngestörten Klein- und Schulkindern depressive Charakterzüge.

Bei Schulkindern zeigen sich sowohl psychosomatische Beschwerden als auch zunehmend depressive Symptome wie Gereiztheit, Unsicherheit, Spielhemmungen und Kontaktstörungen. Auch bei älteren Schulkindern treten die Symptome oft maskiert als Schulschwierigkeiten und Verhaltensauffälligkeiten auf. Adoleszente bekommen zunehmend auch die Merkmale der Erwachsenendepression mit Grübeln, Suizidimpulsen und Suizidversuchen. Sehr häufig finden sich Kopfschmerzen als psychosomatisches Symptom.

Jugendliche

Pubertierende stehen in einer der schwierigsten Lebensphasen überhaupt. Sie müssen sich entscheiden, ob sie weiter in der Schule lernen oder nach einem möglichst frühen Abschluss ins Berufsleben wechseln wollen. Dahinter steht die Aufgabe, sich produktiv ins wirtschaftliche und gesellschaftliche Leben einzugliedern. Vielen Jugendlichen fällt diese existentiell bedeutsame Entscheidung sehr schwer, sie zögern, wissen nicht recht, was sie wollen – verfallen in depressive Grübelei. Misserfolge bleiben dann nicht aus. Die Rückschläge verstärken die sowieso schon vorhandene Unsicherheit und Mutlosigkeit. Ein Teufelskreis tut sich auf, aus dem es scheinbar kein Entrinnen gibt.

Pubertierende geraten deshalb oft in depressive Verstimmungen hinein, hadern mit Schule und Elternhaus, sind unglücklich, sehen keinen rechten Sinn im Leben und phantasieren zuweilen ihre Selbsttötung.

Hinzu kommt die Aufgabe, sich über sein Verhältnis zum anderen Geschlecht eine klarere Vorstellung zu bilden und eine Liebesbeziehung einzugehen. Das fällt vielen Jugendlichen schwer. Sie werden unter Erfolgsdruck gesetzt oder setzen sich selbst unter Druck. Wie jemand diese Lebensaufgabe angeht, ist von seinem Charakter abhängig. Verwöhnte oder autoritär eingeschüchterte Jugendliche trauen sich eine produktive Gestaltung des Liebeslebens oft nicht zu. Aus dieser Hilflosigkeit heraus kann eine depressive Rückzugstendenz einsetzen. Auch Jugendliche, die aus zerrütteten Ehen kommen, in denen viel Streit herrschte, haben in aller Regel Schwierigkeiten, eine partnerschaftliche Liebesbeziehung aufzubauen. Und wer es dann doch schafft, sich in einen anderen Menschen zu verlieben, ist noch lange nicht über alle Berge hinweg. Jetzt fangen viele Schwierigkeiten erst an. Jugendlicher Liebeskummer kann sich zu einer depressiven Verstimmung verdichten, wenn Misserfolge in der Liebe die Selbstsicherheit untergraben und Minderwertigkeitskomplexe die Oberhand gewinnen.

Auch destruktive und asoziale Verhaltensweisen, Aggressivität, Entwertungstendenzen, Kriminalität, Drogensucht u.a.m. deuten auf eine larvierte (verdeckte) depressive Charakterstruktur hin. Minderwertigkeitskomplexe, Ängste, Selbstzweifel und Unsicherheitsgefühle werden nicht selten durch machohaftes Rowdytum, provokantes Auftreten, Cliquenwesen usw. kompensiert. Ein selbstgefälliger Überlegenheitskomplex ist in aller Regel zu beobachten.

Phase der Identitätsbildung

Noch eine Aufgabe ist den Jugendlichen gestellt. Sie wird bisher in der jugendpsychologischen und jugendpädagogischen Literatur meist nur am Rande thematisiert. Pubertierende schlüpfen aus dem Nest der Familie und blicken mehr oder weniger selbstbewusst auf ihre Familiengeschichte zurück und treten den bereits genannten neuen Aufgaben des Lebens entgegen. Sie erleben sich aus einem neuen Abstand heraus im Unterschied zu ihren Eltern und bemerken, dass sie anders sind als ihre Eltern und die Eltern anders, als sie sich das bisher in ihrer Phantasie zurechtgelegt haben. Oft schneiden die Eltern dabei schlecht ab. Die Jugendlichen erkennen, dass sie in dieser Welt für sich stehen, dass sie selbständig sind, das heißt – selbstständig werden sollen. Es wird ihnen mehr oder weniger deutlich bewusst, dass sie in Zukunft ihr Leben selbstständig zu gestalten haben. Das ist eine große Aufgabe, und wer nicht von früh auf gelernt hat, Aufgaben mutig anzugehen und produktiv zu lösen, kann angesichts dieser Herausforderung leicht resignieren. Wer bin ich in dieser Welt? Was soll aus mir werden? Worin besteht meine Identität? Das sind Fragen, die die Jugendlichen bedrängen. Resignation im Hinblick auf die eigene Persönlichkeitsbildung ist mit ein entscheidender Faktor depressiver Erkrankungen. Wer dagegen gute Vorbilder hat, kräftig ins Leben hinein expandiert und so sein Selbst verwirklicht, wird zugleich Mutlosigkeit und depressive Verstimmungen überwinden.

Die Zeit zwischen dem 15. und 25. Lebensjahr können wir mit Erik H. Erikson als Phase der Identitätsbildung beschreiben. Dieser Lebensphase entspricht eine von der Gesellschaft mehr oder weniger tolerierte Zeit des Aufschubs (Moratorium), in der den Jugendlichen eine Verschnaufpause gegönnt wird, damit sie ihren Zukunftsentwurf ausarbeiten können. Schule, Berufsausbildung und Studium stellen zwar Weichen, aber in unserer mobilen Gesellschaft ist in und nach diesen Ausbildungszeiten immer auch noch eine andere Wendung möglich. Von entscheidender Bedeutung ist, dass die Jugendlichen nicht auf Dauer aus diesen sozioökonomischen Zusammenhängen herausfallen (Jugendarbeitslosigkeit). Jeder Autoritarismus (Vorwurf der »Faulheit«) ist deswegen zu vermeiden. Autoritarismus erzeugt Depressionen.

Ausschlaggebend für die Persönlichkeitsbildung Jugendlicher sind lebenstüchtige Vorbilder. Nur Eltern und Pädagogen, die selbst ihre Persönlichkeitsbildung voranbringen, können auch den Jugendlichen charakterbildende Impulse vermitteln. Eltern und LehrerInnen sollen ihren Kindern und Jugendlichen Begeisterung für den Unterrichtsstoff und für das Leben vermitteln. Erinnern wir uns: Was verdanken wir selbst nicht alles solchen Vorbildern. Sie haben uns den Mut zum Leben eingeflößt, ihnen verdanken wir die Zuversicht, die wir brauchen, um jeden Tag neu zu gestalten.

Aus einem Erstgespräch

Ein junger Mann, dem diese positiven Vorbilder gefehlt hatten, kommt zu einem Erstgespräch in die psychotherapeutische Praxis und stellt sich folgendermaßen vor:

»In meiner Kindheit war ich sehr schüchtern, ängstlich und sensibel. Außerhalb der Schule hatte ich keinen Kontakt mit Kindern. Mein Bruder war mein einziger Spielpartner bis zum 14. Lebensjahr. In der Kindheit haben sich die Eltern nie in irgendeiner Weise mit uns Kindern zärtlich beschäftigt. Oft haben sie uns nur unsere Wünsche verboten. In der Pubertät (13–14 Jahre) zeigte sich der Vater sehr autoritär, er schlug mich oft ins Gesicht für unwichtige Dinge. Sein Blick war böse, ich hatte nur Angst. Er war Lehrer von Beruf. Es gibt aus meiner Kindheit und Jugend keine einzige schöne Erinnerung. Jetzt leide ich unter schweren Depressionen und ständiger Angst. Beides erlebe ich wellenartig. Hinzu

kommt, dass ich ständig schlucken muss. Schuldgefühle bedrängen mich; ich bin sehr hellhörig – zuweilen denke ich: paranoid. Ich habe Angst vor Menschen, außer ganz jungen und alten. Größte Schwierigkeiten habe ich, mir die Augen anderer Menschen anzuschauen. Ich halte keinen Blick aus. Todessehnsucht und ständige Suche nach Gott treiben mich um. Was ist der Sinn des Lebens?«

Diese Frage nach dem Sinn des Lebens wird regelmäßig in depressiven Situationen gestellt. Sie ist Ausdruck einer existentiellen Orientierungsstörung: Wer bin ich? Wofür lebe ich? Was ist der Sinn des Lebens?

Orientierungsstörung

Auch Maja stellt sich diese Fragen und hat bereits mehrere Depressionen erlebt. Sie beschreibt starke Insuffizienzgefühle, zeigt ein labiles Selbstwertgefühl und weiß um ihre Kontaktarmut. Aktuell erlebt sie heftige Konflikte in der Ehe wegen homoerotischer Gefühle, Phantasien und Wünsche. Auf neue Leistungsanforderungen (und sei es nur das Nahen einer Leistungsanforderung) und eigene perfektionistische Leistungsansprüche reagiert Maja depressiv. Gesteigerte Reizbarkeit, Aggressivität und Schlafstörungen sind Initialsymptome ihrer depressiven Episoden.

Maja berichtet von einem ersten Auftreten einer Depression im ABC-Schützenalter, an die sie sich noch gut erinnern kann. Ausgeprägte, mehrwöchige, schwere Depressionen stellten sich erstmals in der Pubertät ein. Sie erlebte Wahnvorstellungen und wirre Schuldgefühle. Seit der Pubertät hat sie starke lesbische Empfindungen, deswegen auch viele Schuldgefühle. Nach dem Abitur studierte Maja Ökonomie und heiratete einen Studienkollegen.

Maja hat eine zwei Jahre jüngere Schwester. Ihr gegenüber entwickelte sie eine starke Eifersucht. Die Kinder wurden einerseits verwöhnt und übermäßig behütet. Der Vater tendierte dazu, der Tochter Aufgaben abzunehmen, die sie bei etwas mehr Geduld eigentlich hätte selbst lösen können. Andererseits neigten die Eltern zu autoritärem Verhalten. Den Vater beschreibt Maja als Choleriker mit nationalsozialistisch-rassistischer Gesinnung. Die Mutter trank abends Alkohol und geriet dann in eine weinerliche Stimmung, »die allen Familienmitgliedern auf die Nerven ging«. Maja erwähnt eine ablehnende Einstellung der Mutter gegenüber sexuellen Wünschen des Vaters. Gehässige Streitigkeiten der Eltern hinterließen bei Maja bleibende negative Eindrücke. Auch erlebte sie häufig Sticheleien der Mutter dem Vater und ihr selbst gegenüber.

In der Schule zeigte Maja eine ausgeprägte Leistungsorientierung. Sie machte ihr Selbstwertgefühl sehr stark von schulischen Leistungen abhängig. Die Eltern bestärkten diese Haltung, gaben ihr fast nur wegen ihrer Leistungserfolge Anerkennung.

Gegenüber Mitmenschen (Freundinnen) entwickelte Maja unrealistisch hohe emotionale Erwartungen. Sie maß sich seit ihrer Pubertät an hohen religiösen und moralischen Maßstäben (»christliches Gebot der Reinheit der Motivation«). Ihr häufiges Onanieren war in der Pubertät von sadomasochistischen Phantasien (Fesselung, Schläge) und Schuldgefühlen begleitet.

Maja lehnt ihren Körper ab; sie beschreibt ihre eingeschränkte Genussfähigkeit beim Sexualakt und ihre Ekelgefühle beim Zungenkuss.

Maja kommt in meine psychotherapeutische Praxis, weil sie eine neue Arbeitsstelle gefunden hatte, dann aber wenige Wochen nach Arbeitsbeginn wieder schwer depressiv dekompensierte. Sie ist krankgeschrieben.

Von den Schwierigkeiten, erwachsen zu werden

Werner kommt wegen seiner »Depressionen« und »Ängste« in die Praxis. Er berichtet von autoaggressivem Verhalten, von »sexuellen Problemen« im Verhältnis zu seiner Frau, von »Konzentrationsschwierigkeiten« und »Zwängen«. Seine »Scham« sei übergroß, er habe Konzentrationsstörungen (vor allem am Arbeitsplatz). Er sorge sich wegen seiner »Wutanfälle«.

Werner wurde in einer Kleinstadt geboren. Der Vater ist Jurist und leitet eine Abteilung im Patentamt. Seinen Vater erlebte Werner »in Gesellschaft verbindlich, duldsam, freundlich und sehr umgänglich«, im familiären Kontext »gehemmt in Kommunikation, verschlossen, aggressiv«. Die Beziehung »war bis zu meinem Auszug aus dem elterlichen Haus geprägt von ziellosen Auseinandersetzungen«, »gegenseitiger Provokation und Unzufriedenheit«. Die Mutter ist Lehrerin, »in meiner Kindheit nicht berufstätig«. »Meine Mutter ist sensibel, freundlich und in Gesellschaft eine angenehme Frau«. »Sie hat ein geringes Selbstvertrauen und lebt mit dem Gefühl des Versagens vor übergroßen Ansprüchen«. Sie habe oft »passiv und abwesend gewirkt«. »In unserer Familie bildeten wir wahrscheinlich eine Partei. Mich überrascht immer mehr die Ähnlichkeit meines Verhaltens mit dem meiner Mutter, ich fühle mich fast wie eine Kopie«. Die Ehe der Eltern war über 33 Jahre »äußerlich beständig«. »Mein Vater brachte seiner Frau wenig Verständnis entgegen, war ihr gegenüber herabsetzend und aggressiv«. »Meine Mutter dagegen war eher passiv duldend, verständnisvoll und mitfühlend, aber hilflos«. »Sie war zwar zur Gefühlsäußerung befähigt, brachte aber wenig Eigenwillen in die Beziehung ein.« Der Vater »war nicht treu« (mehrere heimliche Beziehungen, wenigstens ein uneheliches Kind). In der Ehe spielt das Standesdenken (»mein Vater als Kriegsflüchtling heiratete die Tochter aus gutem Hause«, »Konflikte mit der Familie meiner Mutter«) eine wichtige Rolle. Werner hat eine Schwester, 9 Jahre jünger: »In meiner Kindheit wenig Bindung, Eifersuchtsgefühle. Der Altersunterschied war groß, ich bin Einzelkind geblieben«. Eine Halbschwester (väterlicherseits) ist 15 Jahre jünger, von deren Existenz Werner erst seit sechs Jahren weiß.

Werner erlebte sich immer als Einzelkind: »ungeduldig, schüchtern und jähzornig«; »sehr ehrgeizig, sensibel, starke Schuldgefühle«; »nervös, begabt, anstrengend, ängstlich«. »Ich habe viel gelesen, allein gespielt, oftmals Gesellschaft und Freunde als anstrengend erlebt.« »Bestätigung durch Leistung war wichtig.« »Heftige Zornausbrüche, Aggressionen gegen mich selbst sind mir erinnerlich.« Die Leistungen in Grundschule und Gymnasium sind sehr gut, entstehen jedoch unter großem inneren Druck. »Zugang zu einem vertrauten Freundeskreis hatte ich nicht.« Abitur als Schulbester. Studium der Architektur; »trotz vieler Krisen und mangelndem Verständnis mit durchschnittlichem Ergebnis abgeschlossen«. Seitdem fast ohne Unterbrechung in diesem Beruf tätig. Werner geht mehrere kürzere sexuelle Beziehungen ein: »intensiv, momentbezogen, mit einer Ausnahme glücklich«. »Verliebtsein hat mir immer ein Gefühl von Öffnung und Befreiung gegeben, Entspannung.« Verheiratet seit vier Jahren, in dieser Beziehung lebend seit sechs Jahren. »Ich fühle mich geliebt, geborgen und akzeptiert, ich liebe meine Frau.« Aktueller Anlass für den Beginn der Therapie sind Konzentrations- und Leistungsschwankungen am Arbeitsplatz. Werner fühlt sich in seiner Rolle als Bauleiter überfordert. Schwierigkeiten im Umgang mit Auftraggebern und Mitarbeitern: »Ich spüre beim Antworten den Zwang zu stereotypen Antworten, zur Wiederholung, zum Schlechtmachen. Eine konstruktive Antwort zu finden, darüber nachzudenken fällt mir enorm schwer.«

Auslösende Konfliktsituation für die Dekompensation ist die Veränderung der Anforderungssituation am Arbeitsplatz. Werner fühlte sich in seiner neuen Funktion als selbstständiger Bauleiter auf Baustellen überfordert.

Grundkonflikt: Durch die Unselbstständigkeit und Passivität der Mutter und die auf überdurchschnittliche Leistungsbereitschaft und sozialen Aufstieg hin orientierte Charakterstruktur des Vaters wurde Werner die Autonomieentwicklung deutlich erschwert (Ödipuskomplex). Der auf Prestige (soziale Distanz) hin angelegte Lebensstil der Familie blockierte die unkomplizierte Ausbildung sozialer Kompetenzen. Werner kompensierte seine Selbstunsicherheit über gute Leistungen und bildete dabei vor allem Sekundärfähigkeiten wie Pünktlichkeit, Sauberkeit, Ordnung, Gehorsam, Fleiß, Sparsamkeit aus.

Innerer Konflikt: Statt in seiner autonomen Selbstverwirklichung voranzuschreiten, kompensiert Werner über ein verstärktes Leistungs- und Kontrollbedürfnis. Aktuell, angesichts der verstärkten beruflichen Anforderungssituationen und der perfektionistischen Wahrnehmungsmuster von Werner, scheitert diese Kompensation – Werner reagiert mit schweren Depressionen.

Aktueller Modus der Konfliktbewältigung: Konflikte am Arbeitsplatz und anhaltende soziale Isolierung manövrierten Werner in eine für ihn immer ausweglosere Situation, in der sein aktiver, leistungsorientierter Bewältigungsmodus zusammenbricht. Er dekompensiert in rezidivierenden ängstlichen und depressiven Störungen und verstärkt sein Kontrollbedürfnis, was zur Ausbildung der eingangs beschriebenen Symptome führt.

In seiner Psychotherapie konnte Werner Einsichten in seine Psychodynamik gewinnen. Werner wurde sich aus seiner konflikthaften Lebenskrise heraus bewusst, dass er gefordert ist, sein Leben autonomer zu gestalten. Stand zu Beginn der Psychotherapie die emotionale Stabilisierung von Werner im Vordergrund, so konnte im weiteren Verlauf Werner ermutigt werden, sozial und beruflich mehr zu expandieren. In diesem Zusammenhang wurde die Loslösung aus dem symbiotischen Beziehungserleben und der Fixierung auf die Sekundärfähigkeiten thematisiert. Werner gelang es, seine Selbstwertproblematik konstruktiv zu bearbeiten (Überwindung des Ödipuskomplexes).

Herausforderungen angesichts gesellschaftlicher Umbrüche

Maja und Werner zeigen, dass es nicht immer dramatischer äußerer Konflikte bedarf, um depressiv zu reagieren. Selbst scheinbar geringe Anlässe können sich massiv auswirken.

Ganz offensichtlich sind die aktuellen äußeren Konflikte in gesellschaftlichen Umbruchsituationen, wie wir sie in den letzten Jahren vermehrt erleben, ein guter Nährboden für Depressionen. In meiner psychotherapeutischen Praxis, bei Vorträgen, in Seminaren und Workshops habe ich seit der Wende in Ost- und Westberlin, in den neuen und alten Bundesländern viele depressiv erkrankte Menschen kennen gerlernt.[4] Wenn alte Sinn- und Lebenszusammenhänge zusammenbrechen, soziale Strukturen Schaden erleiden, bewährte Qualifikationen angezweifelt oder gar nicht anerkannt, Ängste und Unsicherheiten massenweise geschürt werden – dann ist das nicht selten tatsächlich deprimierend. Man muss einen Menschen nur lange genug in seinem Selbstwertgefühl destabilisieren, dann wird er früher oder später deprimiert sein.

Doch auch in diesen Situationen lässt sich eine große Bandbreite individuell sehr unterschiedlicher Reaktionen beobachten. Die Palette charakterbedingter Antworten auf die neuen Lebenssituationen reicht von trotziger Auflehnung über ruhiges Abwarten und vermehrte soziale Aktivität bis hin zu depressiver Resignation. Erst wenn äußere und innere Faktoren zusammenwirken, stellt sich eine depressive Erkrankung ein. Wer lebensgeschichtlich zu depressiven Reaktionen disponiert ist, wird eventuell schon bei mittelmäßigen Verunsicherungen in die Depression abgleiten.

Konflikte im Liebes- und Arbeitsleben sind die häufigsten Anlässe für depressive Verstimmungen. Wer nicht zusammen zu arbeiten und zu teilen gelernt hat, kann in schwierigen Situationen auch seine Sorgen nicht teilen. Dabei gilt doch: Geteiltes Leid ist halbes Leid.

Die geteilten Sorgen

»Schlaf doch bitte, morgen ist auch ein Tag Gottes«, stöhnte eine Frau, nachdem sich ihr Mann hundertmal im Bett sorgenvoll von einer Seite auf die andere geworfen hatte, »wenn du so unruhig bist, kann ich auch nicht schlafen«. – »Ach, Frau«, jammerte der Ehemann, »wenn du meine Sorgen hättest. Vor Monaten habe ich einen Wechsel unterschrieben, und morgen ist dieser Wechsel fällig. Ich Ärmster! Du weißt, dass ich keinen Tuman Geld im Haus habe, und du weißt auch, dass unser Nachbar, dem ich das Geld schulde, giftiger sein kann als ein Skorpion, wenn es um sein Geld geht, ich Ärmster, wie könnte ich denn schlafen«. Daraufhin warf er sich wieder zehnmal von einer Seite auf die andere. Alle Versuche seiner Frau, ihn zu beruhigen und ihm den Sand des Schlafes in die Augen zu streuen, schlugen fehl. Sie versuchte, ihn zu trösten: »Warte bis morgen, dann werden die Dinge ganz anders aussehen, und vielleicht finden wir doch einen Weg, das Geld zu bezahlen.« »Nichts, aber auch gar nichts nützt«, stöhnte der Mann, »alles ist verloren«. Da verlor die Frau schließlich die Geduld. Sie ging auf den Dachgarten und schrie zu dem Nachbarn hinüber: »Ihr wisst, mein Mann schuldet euch einen Wechsel, der morgen fällig ist. Ich will euch etwas sagen, was ihr noch nicht wisst. Mein Mann kann morgen den Wechsel nicht bezahlen.« Ohne eine Antwort abzuwarten, rannte die Frau ins Schlafgemach und sagte: »Wenn ich nicht schlafen kann, soll mein Nachbar auch nicht schlafen.« Trotzig legte sie sich ins Bett, während der Mann das Leinentuch bis hoch über die Ohren gezogen hatte und ängstlich mit den Zähnen klapperte. Bald darauf war Ruhe eingetreten und nichts war zu hören als der gleichmäßige Atem der Eheleute.[5]

Verlust der Balance – einseitige Leistungsorientierung

Die folgende Geschichte von Anna macht deutlich, dass über einseitige Leistungsorientierung nicht alle Bedürfnisse, Anforderungen und Konflikte unseres Lebens sinnvoll gelebt werden können. Zu Beginn der Behandlung zeigt Anna alle Anzeichen einer schweren depressiven Episode mit somatischem Syndrom: Antriebslosigkeit, psychosomatische Schmerzen (insbesondere Kopfschmerzen): »ich will nicht mehr leben«; mit ihrem 14-jährigen Sohn hat sie »nur noch Streit«; abgrundtiefe Traurigkeit bedrängt sie; »Ängste, Ängste, Ängste« erschüttern sie. Anna beschreibt anhaltende Schmerzen in der linken Gesichtshälfte, spricht von ihrer »totale Traurigkeit und Hilflosigkeit«.

Sie ist eine große, gepflegte Person, die in einer Mischung aus expansiver Aktivität und abgrundtiefer Traurigkeit sofort den Raum emotional füllt. Ihre Grundstimmung ist ängstlich-deprimiert. Anna sucht aktiv nach Hilfe; sie ist kooperationswillig; pessimistische Äußerungen, abgrundtiefe Verzweiflung und die wiederkehrende Hoffnung, in der Psychotherapie neue Möglichkeiten der Lebensgestaltung finden zu können, wechseln dramatisch.

Anna leidet an wiederkehrenden depressiven Störungen.

Erste depressive Reaktionen erlebte Anna vor etwa 25 Jahren nach zwei Abtreibungen: »Die Kinder waren aus finanziellen Gründen nicht möglich.« Eine weitere depressive Episode stellte sich vor 20 Jahren ein. Anna war noch einmal von ihrem Ehemann schwanger geworden, doch verlor sie das Kind in der 20. Schwangerschaftswoche. Dann lernte der Ehemann eine andere Frau kennen. Darauf reagierte Anna wochentags mit überhöhter Leistungsbereitschaft und wochenends mit Depressionen: »Ich arbeitete und arbeitete, am Wochenende war ich todtraurig, wollte nicht mehr am Leben sein.« Es folgte die Scheidung.

Vor 14 Jahren dann die Frühgeburt des jetzt 14 Jahre alten Sohnes. Zum Vater besteht bis heute nur loser Kontakt. Er hatte sich noch während der Schwangerschaft von Anna getrennt. Sie zog das Kind alleine auf. Bald hatte Anna kaum noch Kraft und fühlte sich alleine, sah gar keine Hoffnung auf Besserung.

Zuletzt lebte Anna mit einem Geschäftsmann zusammen, für den sie gebürgt hatte. Nach dem Konkurs dieses Mannes hatte Anna 4000,- € Schulden abzuarbeiten. Anna konnte diesen Mann nur noch hassen.

Anna ist zu Beginn der Psychotherapie in ihrer aktuellen Leistungsfähigkeit gravierend eingeschränkt. Sie ist nicht arbeitsfähig. Ein Wunsch nach Berentung besteht nicht, im Gegenteil, Anna neigt hinsichtlich ihrer Leistungsbereitschaft zur Überforderung und Überschätzung ihrer Leistungsfähigkeit.

Anna wuchs zusammen mit ihrer älteren Schwester und den Eltern in einer Kleinstadt auf. Die Mutter war nach dem Zweiten Weltkrieg als Vertriebene in den Ort gekommen.

Anna schildert ihre Mutter als harte, unerbittliche, geizige und dominante Person. Ein telefonischer Kontakt meinerseits mit der Mutter ergibt, dass die Mutter sich schnell überfordert fühlt und massives Selbstmitleid zeigt.

Den bereits verstorbenen Vater beschreibt Anna als schwachen, kränklichen, zum Teil lustigen Mann, den sie sehr verehrt habe.

Trotz vieler Rivalitäten beschreibt Anna ihr Verhältnis zur älteren Schwester als gut. Die Schwester ist nach Australien ausgewandert, wo sie in einer konflikthaften Ehe lebt (Scheidung ist immer wieder ein Thema).

Anna fühlte sich von ihrer Mutter ungeliebt, rebellierte gegen deren autoritäre Erziehungsmethoden, worauf die Mutter mit eiserner Härte antwortete. Dieser Kampf mit der Mutter zieht sich als roter Faden durch die Kindheits- und Lebensgeschichte von Anna

Anna durfte nicht, wie gewünscht, die Schule weiter besuchen und Abitur machen. Sie lernte Großhandelskauffrau und unmittelbar anschließend Krankenpflegerin; später folgten der Abschluss als Pflegedienstleiterin, als Wirtschaftskauffrau für Klein- und Mittelbetriebe und als Heimleiterin.

Anna lebt jetzt zusammen mit ihrem 14-jährigen Sohn in einer Dreiraumwohnung. Beide »machen sich gegenseitig die Hölle heiß«. Der Jugendliche zeigt sowohl im häuslichen wie auch im schulischen Bereich deutliche Leistungsstörungen.

Anna war – circa alle zwei Jahre die Arbeitsstelle wechselnd – in Krankenhäusern und Heimen tätig. Zuletzt arbeitete sie als Pflegedienstleiterin. Die anhaltende Unterbesetzung beim Personal, die ständige Zunahme der Arbeitsanforderungen und das immer aggressivere Betriebsklima versuchte Anna zunächst durch erhöhte Aktivität und Leistungsbereitschaft auszugleichen. Dann kam der Tag, an dem sie zusammenbrach und depressiv dekompensierte.

Anna macht sich zu Beginn der Psychotherapie zahlreiche Vorwürfe: »Ich habe mein Leben nicht organisiert und ich habe totale Probleme, beruflich wieder was zu finden oder in mir zu fühlen, was für mich das Richtige ist.« »Ich verurteile mich, weil ich nicht weiterkomme!«

Auslösende Konfliktsituation
für die Depression ist einerseits die Überforderung am Arbeitsplatz (Pflegedienstleitung in einem gerontopsychiatrischen Heim) und die aggressive Zuspitzung der konflikthaften Beziehung zu ihrem 14-jährigen Sohn. Dieser zeigt massive Leistungsstörungen in der Schule, die die Versetzung gefährden.

Lebensgeschichtlicher Grundkonflikt
von Anna: Aus einer gefühlskargen, aggressiv-autoritären Mutterbeziehung resultieren frühkindliche emotionale Mangelerfahrungen. Ein schwacher, tendenziell depressiv reagierender Vater und eine wohlwollende Großmutter väterlicherseits, die am selben Ort wohnte, konnten diesen Mangel nur geringfügig ausgleichen. Anerkennung und Bestätigung erhielt Anna nur, wenn sie funktionierte, anspruchslos und tüchtig war und Leistung brachte.

Modi der Konfliktverarbeitung

Die emotionalen Mangelerfahrungen und die unzureichende Verinnerlichung guter Beziehungserlebnisse verhinderten bei Anna den Aufbau eines stabilen Selbst. Stattdessen zeigt sich in ihren starken Stimmungsschwankungen eine tiefgreifende Selbstunsicherheit, die aus der Verinnerlichung des frustrierenden Muttererlebnisses und der schwachen Persönlichkeit des Vaters herrühren. Die Wendung von Aggressionen gegen das eigene Selbst – und gegen den Sohn – entspricht überhöhten Leistungsanforderungen und Ehrgeizzielen, die ebenfalls auf die Entwicklung des Sohnes projiziert werden.

Aktuell schwere depressive Episode

Vor dem Hintergrund Jahrzehnte andauernder, mikrotraumatisierender Partnerschaftskonflikte und im Zusammenhang der in den letzten Jahren verschärften Konfliktsituation mit dem Sohn brachte die aktuelle Überforderung am Arbeitsplatz das Fass zum überlaufen. In der aktuell ausweglosen Situation, in der ihr aktiver, leistungsorientierter Modus der Konfliktverarbeitung nicht mehr funktionierte, reagierte Anna schwer depressiv.

Behandlungsverlauf

Während der probatorischen Sitzungen wurde in Absprache mit Anna ein stationärer Klinikaufenthalt organisiert. Eingewiesen wurde die Patientin von einem ihr schon länger bekannten Facharzt für Psychotherapeutische Medizin.

Während der stationären Behandlung konnte das psychische Befinden stabilisiert werden. Anna führte nach einigen Wochen von sich aus aktiv das Ende des Klinikaufenthaltes herbei. Die Möglichkeiten der ambulanten tiefenpsychologischen Psychotherapie wurden von ihr in Anschluss daran engagiert genutzt.

Die als Krisenintervention begonnene und durch den Klinikaufenthalt unterstützte tiefenpsychologisch fundierte Psychotherapie wurde in wöchentlichen Sitzungen durchgeführt.

Anna gelang es, ihr Selbstwertgefühl zu stabilisieren. Sie

stärkte ihre Autonomie und löste sich aus der engen Beziehung zu ihrem Sohn. Es gelang ihr, die eigene Psychodynamik besser zu verstehen. Sie kann jetzt die Inhalte ihrer psychischen Konflikte erkennen und weiß um ihre Modi der Konfliktverarbeitung. Sie kann inzwischen mit mehr Distanz zu sich selbst lebensgeschichtlich die Verbindungen zwischen aktueller Konfliktlage und dem psychischen Grundkonflikt herstellen. Diese konfliktzentrierte Aufarbeitung ihrer aktiven und passiven Modi der Konfliktbewältigung haben inzwischen zu einem flexibleren Umgang in aktuellen Konfliktsituationen geführt.

Depressive und psychosomatische Reaktionen werden von Anna mehr und mehr als solche bewusst erlebt und erkannt. Das psychische Befinden hat sich auch im Maße stabilisiert, wie es Anna gelungen ist, jenseits ihrer frustrierenden Mutter-Kind-Beziehung emotional stabilisierende Beziehungserlebnisse zu (re)aktivieren und in konkreten sozialen Situationen (Beziehung zu Freundinnen, Vorstellungsgespräche usw.) zu leben.

Lebensgeschichtlich konnte neben der Beziehung zu den Eltern die Beziehung der Patientin zu den Großeltern mütterlicherseits als gesundheitsfördernde, salutogenetisch bedeutsame emotionale Kindheitserfahrung herausgearbeitet werden. Der Großvater mütterlicherseits wird von der Patientin als emotional stabile, humorvolle Person erinnert. Diesen Mann hatte die Großmutter (einzige Tochter eines Bauernhofes) geheiratet, obwohl er der uneheliche Sohn der Hofmagd war. Die Großmutter hatte – anders als die Mutter der Patientin – die Liebe über die Moral und Pflicht gestellt. Infolge des Zweiten Weltkrieges hatte die Familie Hab und Gut und Heimat verloren. Die Mutter von Anna hatte diese Verluste nie richtig bearbeitet. Ihre Härte und ihre Verbitterung hatte sie sich unbewusst als Schutz gegen diese deprimierenden Erlebnisse ihrer Kindheit aufgebaut.

Bereichert um diese Zusammenhangsbetrachtungen konnte Anna ihrer Mutter gegenüber eine versöhnlichere Haltung aufbauen. Seitens des jugendpsychiatrischen Dienstes wurde ein Einzelfallhelfer als männlicher Ansprechpartner für den Sohn gestellt, was die Konfliktlage weiter entschärfte.

In ihrer selbstlosen, leistungsorientierten Ausrichtung ist Anna auch ein Beispiel einer hilflosen Helferin im Gesundheitswesen.

Die depressiven Helfer

Bei Helfern, die immer auch mit depressiven Menschen Umgang haben, besteht die Gefahr, dass sie über kurz oder lang ebenfalls depressiv erkranken.

Der in München lebende Psychotherapeut Wolfgang Schmidbauer, der in seinen Überlegungen an den Psychoanalytiker Michael Balint, dem Namensgeber der Balint-Gruppen, anknüpft, wies schon Ende der 70er Jahre darauf hin, dass es wichtig wäre, »die Psychohygiene in den Helfer-Berufen zu verbessern«.[6] Seine Forderungen haben bis heute nichts von ihrer Gültigkeit verloren.

Das Helfer-Syndrom

Zur den Charakteristiken des Helfer-Syndroms gehört, anderen auf Kosten der eigenen Bedürfnisse zu helfen. Psychosoziales Helfen auf Kosten der eigenen Entwicklung wird zu einer starren Lebensform gemacht. Der hilflose Helfer lehnt die eigene Hilfsbedürftigkeit ab und akzeptiert Hilfe allenfalls in der Form einer Fortbildung, um seine Fähigkeit zur Hilfeleistung noch weiter auszubilden.

Viele Angehörige der helfenden Berufe versuchen ihren Klienten zu vermitteln, dass die Annahme von Hilfe keine Schande sei. Gleichzeitig fällt es vielen von ihnen schwer, sich selbst an diese Vorgaben zu halten.

Ein eindrückliches Beispiel geben die Ärzte. Wolfgang

Schmidbauer spricht von einer Phobie vieler Ärzte, Hilfe anzunehmen. Obwohl in der medizinischen Ausbildung immer wieder gefordert werde, Ärzte sollten Selbstdiagnosen und Selbstbehandlungen unterlassen, sind sie doch alltägliche Praxis. Die Schwere eigener Krankheiten wird bagatellisiert und verleugnet.

Wissenschaftler, die sich mit dem Problem des körperlich und/oder seelisch erkrankten Arztes befasst haben, weisen auf die großen Schwierigkeiten hin, die hier entstehen. Psychiater und Psychotherapeuten, die in der Öffentlichkeit allmählich Erfolg mit der Aufklärung darüber haben, dass seelische Krankheiten heilbar und kein Makel sind, können ihre Kollegen offensichtlich zuallerletzt davon überzeugen.

Die innere Situation des Menschen mit dem Helfer-Syndrom lässt sich nach Schmidbauer in einem Bild beschreiben: »Ein verwahrlostes, hungriges Baby hinter einer prächtigen, starken Fassade.«

Die häufigste seelische Störung bei Helfern sind Depressionen. Nach Schmidbauer ist die Selbstmordhäufigkeit innerhalb einer bestimmten Bevölkerungsgruppe ein relativ brauchbarer Gradmesser des Auftretens von Depressionen: »Sie ist bei Ärzten in der Altersgruppe zwischen 25 und 39 Jahren fast dreimal so hoch wie in der statistisch vergleichbaren Durchschnittsbevölkerung.« Die depressiv suizidale Problematik im Rahmen des Helfer-Syndroms wird dadurch noch besonders verschärft, dass es dem Helfer extrem schwer fällt, seinerseits Hilfe zu akzeptieren.

Die Grundproblematik von Menschen mit dem Helfer-Syndrom ist eine Tyrannei des Für-andere-Daseins. Der Helfer wird zur starren sozialen Fassade, deren Funktionieren von einem kritischen, bösartigen Über-Ich überwacht wird. Der Helfer ist stets unter Druck, da er unablässig versucht, die an ihn herangetragenen Ansprüche gewissenhaft zu erfüllen.

Eigene Schwäche und Hilfsbedürftigkeit werden verleugnet. Gegenseitigkeit und Intimität in Beziehungen werden nicht zugelassen. Gleichzeitig ist die Bedürftigkeit des Helfers im Innersten sehr groß, doch in weiten Teilen unbewusst.

Der hilflose Helfer hat nie gelernt, seine eigenen Bedürfnisse zu erkennen und mitzuteilen. Wünsche werden eher angesammelt und dann als Vorwürfe gegen die Umwelt (»Was habe ich nicht alles für euch getan – und so wird es mir gelohnt«) ausgesprochen.

Brennt ein Helfer aus, dann läuft er nicht selten Gefahr, in schwere Depressionen, psychosomatische Störungen und Süchte abzugleiten. Als indirekte Wunschäußerungen und selbstzerstörerische Appelle werden diese Modi der Konfliktverarbeitung aber selten als das verstanden, was sie vor allem auch sind: Schreie hilfloser Helfer nach Zuwendung und Hilfe.

Supervision

In diesem Zusammenhang ist das Angebot von Supervision für Helfer und Therapeuten bedeutsam. Nur wer selbst vorangeht, kann anderen den Mut zum Voranschreiten vermitteln. Eine kontinuierliche Qualifizierung in Fragen der Psychotherapie, der Menschenführung und Menschenkenntnis sollte zentraler Bestandteil jeder psychosozialen Arbeit sein.

So sollte beispielsweise jeder Pädagoge die Möglichkeit haben und im Bedarfsfall auch in Anspruch nehmen, sich psychologisch beraten zu lassen oder eine Psychotherapie berufsbegleitend in seine Arbeit zu integrieren.

Psychotherapie ist nicht nur etwas für bereits Erkrankte. Eine tiefenpsychologische Charakter- und Lehranalyse dient der eigenen Persönlichkeitsbildung. Sie ist eine psychologische und pädagogische Errungenschaft des 20. Jahrhunderts, deren Bedeutung für die alltägliche Lebensführung in aller Regel noch sehr unterschätzt wird. Hilfreich in diesem Zusammenhang ist auch die psychologische Beratung psychosozialer Teams im Sinne von Supervision. Man muss lernen, Konflikte, Unsicherheiten, Ängste, Interessen usw. in klärenden Gesprächen zu artikulieren. Nur wer seine Kommunikationsfähigkeiten trainiert, wird langfristig als Pädagoge erfolgreich bestehen können. Konstruktive Kommunikation ist zugleich ein wirksames Mittel gegen depressive Erkrankungen in all ihren Schattierungen.

Supervision als Begleitung, Beratung und konstruktive Kritik von Einzelnen und Gruppen gewinnt zunehmend an Bedeutung. Supervision wird bereits in vielen Berufsfeldern genutzt. Traditionell ist Supervision eng mit Sozialarbeit verbunden.

Die TeilnehmerInnen einer Supervisionsrunde können ihre Erfahrungen aus ihrem jeweiligen Arbeitsbereich thematisieren – werden aber nicht dazu gedrängt. Persönliche Konflikte, Wünsche, Probleme, Erfolge, Verhaltensweisen, fachliche und persönliche Intentionen u.a.m. können von den Teilnehmern vorgetragen und psychologisch reflektiert werden.

Supervision thematisiert soziale (kommunikative) Kompetenzen der Mitarbeiter in einem Team (Teamsupervision) oder abteilungsübergreifend (Gruppensupervision). Zu diesen sozialen Kompetenzen zählen etwa Teamorientierung, Konfliktfähigkeit, Termintreue, Führungskompetenz u.a.m. Supervision ist ein modernes Instrument produktiver Teamarbeit und Personalentwicklung, das bereits im Vorfeld und begleitend zu anstehenden Aufgaben einzusetzen ist. Supervision als professionelle Reflexion des Arbeitsprozesses steigert zugleich die Produktivität von Teams.

In der Regel wird Supervision längerfristig angelegt, z.B. zweimal pro Monat über ein Jahr hinweg. Supervision ist eine Methode, die von Team zu Team und Organisation zu Organisation modifiziert werden kann. Supervision in Organisationen der Wirtschaft wird auch als Coaching bezeichnet.

Supervision kann vor allem drei Themenfelder ins Gespräch bringen, wobei der eindeutig berufliche Bezug Supervision in Abgrenzung zu anderen Formen psychosozialer Beratung definiert. Ausgehend von konkreten beruflichen Erfahrungen sind drei Betrachtungsebenen relevant:

– die Klientel, mit der der Supervisand arbeitet, mit besonderer Aufmerksamkeit auf die entstehende Beziehungsdynamik zwischen Klienten und Supervisanden;

– die Institution, in der der Supervisand arbeitet, mit besonderer Aufmerksamkeit auf die institutionellen Rollenerwartungen an den Supervisanden;
– die Person der Supervisandin, mit besonderer Aufmerksamkeit auf die Anteile der Persönlichkeit, die in der beruflichen Tätigkeit aktualisiert werden.

Während der Supervision wird eine kreative, konstruktive Gesprächsatmosphäre hergestellt, in der die TeilnehmerInnen neue Ideen entwickeln, um ihre Arbeit besser zu organisieren.

Burnout-Syndrom bei Lehrern

Noch bleibt in unseren gesellschaftlichen Zusammenhängen vieles zu tun. Nicht die Supervision ist die Regel – sondern das Burnout-Syndrom. Der Begriff »Burnout« (engl.: ausbrennen) wird seit den siebziger Jahren als Bezeichnung für einen psychischen Erschöpfungszustand gebraucht, dessen Symptomatik einer Depression entspricht. Die Bezeichnung ist oftmals nichts anderes als ein »beschönigender« Ausdruck für Depressionen.

Insbesondere JunglehrerInnen geraten nicht selten in verzweifelte Situationen, wenn sie sich ihrer pädagogischen Aufgabe nicht gewachsen fühlen. Aber auch erfahrene Pädagogen sind gegen depressive Verstimmungen nicht immun.

Genau genommen sind LehrerInnen die Berufsgruppe mit der höchsten Wahrscheinlichkeit, an Depressionen oder anderen seelischen Störungen zu erkranken – sie liegt bei etwa 60%. So erreichte in Berlin im Jahre 2001 kaum ein Pädagoge das Rentenalter von 65 Jahren. Von 590 vorzeitig ausgeschiedenen Lehrern (gegenüber 177 normal berenteten!) fielen etwa ein Drittel wegen Depressionen aus. Diese katastrophalen Verhältnisse sind auch das Ergebnis der »sozialen

Degradierung« und »Demontage« des Lehrerberufs, sowie der immer schlechter werdenden Rahmenbedingungen (zum Beispiel unzumutbare Klassengrößen). Eine Ursache ist auch die mangelnde Vorbereitung der Lehrer in der Ausbildung. Es wird nicht überprüft, ob sich die jeweiligen Studenten auch wirklich psychisch für den Lehrerberuf eignen. Die allgemeine Hypothese lautet: »Je besser die Lehrer vorbereitet sind, desto geringer ist das Burnout-Risiko«.[7]

Konkurs

Immer häufiger stellen sich in der psychotherapeutischen Praxis PatientInnen vor, die angesichts ihres beruflichen Scheiterns seelisch erkranken.

Ein dramatisches Beispiel ist Sven. Er zeigt beim Erstgespräch in der Praxis folgende Symptome: Antriebslosigkeit (er schafft es nur unter größter Anstrengung und Selbstüberwindung, in die Praxis zu kommen), Selbstmordgedanken (er hat sich einen »Cocktail« aus drei »mit Sicherheit tödlich wirkenden« Arzneimitteln zusammengestellt), schwerste depressive Verstimmungen mit somatischen Symptomen (Rückenschmerzen, Kopfschmerzen). Er ist ein eher kleiner, dickleibiger, bärtiger Mann mit »Seebärenstimme«. Seine Grundstimmung ist traurig-deprimiert. Antriebslos und gefühlsreduziert zeigt der Patient das Syndrom einer schweren depressiven Episode mit somatischen Symptomen.

Sven, Facharzt für Neurologie und Psychiatrie, berichtet vom beruflichen Scheitern, von seiner depressiven Reaktion und infolgedessen von Schwierigkeiten in seiner Familie, was seine depressive Reaktion erneut verstärkte:

»Ich hatte ab dem 3. Oktober ja leider keinen Pfennig mehr. Ich war damals durch die Sperrung der Konten verarmt und in eine Depression hineingekommen. Ich

bin als einziger Sohn meiner sehr ehrgeizigen Mutter aufgewachsen. Ich besuchte das Gymnasium und machte mit überdurchschnittlich guten Noten Abitur.

Dann studierte ich Medizin. Mein Vater hätte lieber einen Juristen aus mir gemacht. Das Studium war mein eigener Wunsch, ich war mit Leidenschaft bei der Sache. Ich schloss innerhalb der Regelstudienzeit mit guten Noten ab. Anschließend arbeitete ich als Assistent an verschiedenen Kliniken in drei verschiedenen Bundesländern – jeweils 4 Monate. Es folgte meine Facharztausbildung. Zuletzt war ich Oberarzt. Mit 41 Jahren ließ ich mich nieder. Die Praxis hatte ich dann 7 Jahre.

Ich hatte einen Steuerberater, einen Finanzberater und die Berater von der Bank. Es war damals die Zeit, als man den Ärzten sagte: »Darf es noch ein bisschen mehr sein?« Ich baute ein Haus, in das meine Frau und die Kinder einzogen. Doch die Einnahmen kamen nicht wie geplant. Es wurde von der Bank alles dicht gemacht. Ich war pleite, musste alles weggeben, Haus, Praxis, alles war weg. Die haben die Konten geschlossen, und so war ich denn von einem zum anderen Tag ohne Geld. Von da an bin ich noch einige Zeit in Deutschland umhergezogen, 5–6 Jahre. Dann trennte sich auch noch meine Frau von mir. In dieser auswegslosen Situation reagierte ich immer depressiver. Die Diagnose habe ich mir selbst gestellt: endoreaktive Erschöpfungsdepression bei chronischer Überlastung.«

Sven wurde 1944 in Schlesien geboren. Die Familie floh nach München. Sven wuchs in der Tradition einer preußischen Offiziersfamilie auf. Selbstverständlich war er Mitglied einer Burschenschaft (schlagende Verbindung); als Einzelkind war er sowohl Mittelpunkt der Aufmerksamkeit seiner Mutter als auch Instrument ihrer ehrgeizigen Pläne. Eine schwere Enttäuschung bereitete er seinen Eltern, als er nicht Jura, sondern Medizin studierte. Trotzdem: Die Mutter hielt ihrem Sohn »den Rücken frei«, während er sich auf einen erfolgreichen Abschluss des Studiums zu konzentrieren hatte. Als braver Sohn unternahm Sven alles, um beruflich erfolgreich zu sein. Die Abschirmung seitens der Mutter hinsichtlich handfester Realitäten des Alltagslebens mündete letztendlich auch in einer realitätsfernen Organisation seiner selbstständigen Praxis und seiner privaten Finanzverhältnisse. Er lebte – keineswegs arglistig – über seine Verhältnisse, d. h. tat alles, um es seiner Mutter und seiner Familie recht zu machen.

Als der Ernstfall des Lebens – der Konkurs – eintrat (die Mutter konnte nicht mehr helfen, sie starb wenige Monate nach dem Konkurs), erlebte sich Sven in seiner ohnmächtigen Hilflosigkeit. Dermaßen »k.o.-geschlagen«, versuchte er sich zwar noch einige Male wieder »aufzurappeln«, »blieb aber am Ende liegen«.

Sven heiratete vor 18 Jahren während seiner Tätigkeit als Oberarzt eine im Krankenhaus tätige Krankenschwester. Aus dieser Ehe stammen zwei Kinder (ein älterer Sohn und eine jüngere Tochter). Während des Aufbaus seiner eigenen Praxis führte Sven mehrere Jahre eine Wochenendbeziehung; am Sitz seiner Niederlassung baute er ein Haus, in das er seine Frau, seine beiden Kinder und seine Mutter nachholte.

Der Konkurs war das jähe Ende einer fachlich recht erfolgreichen Laufbahn als Arzt; seither war Sven mehrmals in Kliniken, wo er wegen schwerer depressiver Störungen behandelt wurde. Alkoholmissbrauch stellte sich ein und er »starrte stundenlang« vor sich hin.

Sven wurde arbeitslos. Sein Zustand verbesserte sich etwas, nachdem ihm eine Erwerbsunfähigkeitsrente bewilligt wurde. Der Patient hatte zuvor große Angst, als Clochard enden zu müssen.

Zu seiner ehemaligen Frau besteht kein Kontakt mehr, sporadisch gibt es Verbindungen zu seinen beiden Kindern, die bei der Mutter leben.

Die Arzneimittel, die er sich für seinen Selbstmord besorgt hatte, gab er bei mir in der Praxis ab – verbunden mit dem Versprechen, sich während der Dauer der Psychotherapie nicht zu töten.

Sven arbeitete von Beginn der Therapie an gut mit. Er kam regelmäßig zweimal pro Woche zu Einzelsitzungen und nahm als Selbstzahler an einer Gruppe für depressiv und ängstlich gestörte Klienten teil. Aus seiner katatan anmutenden Antriebslosigkeit konnte sich Sven inzwischen lösen. Nach einer anfänglich manisch anmutenden Phase freier Assoziationen gelang es, mit ihm in eine dialogisch strukturierte Psychotherapie hineinzukommen. In den tiefenpsychologisch fundierten Gesprächen entstand ein Klima der vertrauensvollen Zusammenarbeit, in dem eine tiefgehende Charakter- und Lebensstilanalyse möglich wurde. Die akademische Vorbildung ist im therapeutischen Gespräch gleichermaßen nützlich wie hinderlich. Der Klient neigt zu rationalen Eskapaden, lässt sich aber ohne Widerwillen gerne auf den Boden seiner psychischen Tatsachen zurückführen.

Die Mitarbeit von Sven in der Therapie ist positiv und konstruktiv. Er ist ernsthaft (pünktlich und konzentriert) bei der Sache und gestaltet inzwischen den therapeutischen Dialog sinnvoll mit. Tatsächlich ist Sven mehr und mehr in der Lage, seine Angelegenheiten selbst zu organisieren. Er beginnt derzeit, sich darauf einzustellen, dass er auf Dauer mit dem Sozialhilfesatz wird leben müssen.

Fest der Liebe – Test der Liebe. Eine Weihnachtsdepression

Das Scheitern im Beruf ist vielfaches Konfliktpotential für depressive Störungen. Mindestens dieselben Ausmaße nimmt das Scheitern in der Liebe ein. Menschen, die sich einsam, verlassen und sinnlos erleben, werden in der Weihnachtszeit oft auf eine harte Probe gestellt. Hinter den hell erleuchteten Fenstern der anderen Menschen vermuten sie eifersüchtig liebevolle Harmonie und traute Zweisamkeit. Peter ist ein Beispiel dafür, wie verzweifelt sich ein Mensch zur Weihnachtszeit erleben kann.

»*Ich bin 23 Jahre und arbeite als medizinisch-technischer Assistent. Es ist bereits das dritte Weihnachten, das ich allein, ohne Eltern, ohne Freunde, in einer Satellitensiedlung dieser Großstadt verbringen muss.*
Heute ist der 24. Dezember – der Heilige Abend – der schönste Tag des Jahres, so sagen es mir die Erinnerungen an das Kindesalter. Und es gibt keinen vertrauten Menschen um mich, wonach ich mich besonders an diesem Tag so dringend sehne. Heute Abend platzt mein Kopf wegen des Alleinseins. Ich begebe mich auf die Straße, schaue in die Fenster der glücklichen Menschen, die sich heute nur freuen, sich gegenseitig beschenken und glücklich sind.
Auch ich wünsche mir ein bisschen menschliche Wärme, jemanden zu beschenken und auch beschenkt zu werden. Aber ich bin allein.
Einsam gehe ich durch die Straßen und fange langsam an zu weinen. Die Einsamkeit erdrückt mich und ist durch nichts zu beseitigen.
Wie ich so heulend nach Hause komme, fühle ich mich hundeelend und ich lege mich hin. Auch durch Bachs Weihnachtsoratorium ist meine Depression nicht zu trösten. Ich versuche, den Heiligen Abend und das ganze Weihnachten zu verdrängen.
Kurz nach den Feiertagen musste ich einen Arzt aufsuchen, weil ich die ganze Weihnachtszeit von Suizidgedanken verfolgt wurde.
Februar: diese kurzen grauen Tage und langen, schwarzen Nächte. Ich habe den Eindruck, dass ich gar nicht mehr lebe, sondern nur noch dahinvegetiere.
Seit Weihnachten sitze ich an meinem Schreibtisch und versuche für eine Prüfung zu lernen. Mit meiner Leistung bin ich sehr unzufrieden. Es geht leider nicht so, wie ich es mir vorgestellt habe.

Dazu strömen durch meinen Kopf tausende andere Gedanken, die mein Selbstmitleid und meine Depression noch mehr vertiefen. Tausendmal stelle ich mir eine Frage: ›Bin ich eigentlich verrückt?‹ Seit der Scheidung meiner Eltern erlebe ich immer wieder depressive Phasen – besonders in einer Krisensituation oder wenn ich alleine bin. Ich war schon immer ein bisschen labil. Bereits jetzt komme ich mir vor wie ein alter, einsamer Mann.

Was soll ich bloß tun? Am Abend und in der Nacht erdrückt mich die Einsamkeit immer mehr und mehr. Ich fühle mich hundeelend. Aber über meine Probleme rede ich mit keinem. Ich habe einfach nicht den Mut, jemandem diese Enttäuschung zu bereiten. Ich schiebe alles vor mir her. Ich flüchte vor mir selbst. Aber langsam spüre ich, dass mein Körper nicht mehr mitmacht.

Ich ›entnerve‹ mich selbst – so kommt es mir vor – und das Pflaster auf meinen blutenden Wunden kann ich nicht finden. Leben, aber vom Leben nichts erwarten, gezwungen zu leben, aber das Leben hassen; leben, aber keine Hoffnung für die Zukunft haben; sich selbst als einen hohen Baum sehen, der noch aus Gewohnheit im Frühling grünt und im Herbst sich von Blättern befreit; aber in seinem Inneren ist dieser Baum schon tot. Worüber sich dieser Baum noch freuen soll?

Entwurf für einen Abschiedsbrief: Leben ist so schwer, sterben ist so einfach. Ich habe Dich noch angerufen, weil ich mich von Dir noch verabschieden wollte. Trauere mir aber bitte nicht nach. Mein Leben war für mich sowieso nur eine fürchterliche Qual. Gönne mir bitte die Ruhe. Hoffentlich werde ich es im ›nächsten Leben‹ richtig – besser – machen. In diesem Leben habe ich zwar vieles gelernt, aber nicht genug, stark zu sein. Nächstes Mal mache ich es bestimmt besser. Aber jetzt muss ich schon ›gehen‹. Der Becher meines Lebens hat sich schon gefüllt.«

Weit gefehlt: Dieser junge Mann ist heute ein tüchtiger Psychotherapeut.

Die Liebe ist voller Gefahren

Nach mehr oder weniger langer Suche gelingt es vielen, eine Partnerin, einen Partner für sich zu gewinnen. Aber die Liebe ist voller Gefahren. Unsicherheiten und Ängste zermürben zahlreiche Liebende. Und tatsächlich scheitern Liebesbeziehungen mehr als dass sie auf Dauer gelingen.

Thomas ist 40 Jahre alt. Ihn hat es schwer getroffen. Er ist bei mir seit einigen Monaten wegen einer depressiven Störung in psychotherapeutischer Behandlung. Diese Behandlung schloss an eine stationäre Behandlung in einer psychosomatisch-psychotherapeutischen Fachklinik an. Bisher konnte mit dem gut motivierten, regressions- und reflexionsfähigen Patienten die Krisensituation, die vor einem Jahr zur depressiven Dekompensation und zum stationären Klinikaufenthalt geführt hatte, durchgearbeitet werden. Thomas hatte vor diesem Klinikaufenthalt auf unbewusste aktuelle Konflikte in der Beziehung zur Exfrau und Mutter seiner inzwischen vierjährigen Tochter im depressiven Modus reagiert. Im Verlauf der ambulanten Psychotherapie konnte sich Thomas zur Tatsache, dass seine Exfrau inzwischen in den U.S.A. mit einem anderen Mann zusammenlebt und die Tochter auf Dauer »verloren« ist, konstruktiv einstellen.

Thomas ist Adoptivkind. Strukturell bestimmend für die psychischen Reaktionen des Patienten ist der psychische Grundkonflikt zwischen Urvertrauen und Verlustängsten, zwischen Abhängigkeit und Autonomie, zwischen Nähe und Distanz, zwischen emotionaler Geborgenheit und Autarkie.

Es gelang Thomas, erneut eine Beziehung zu einer Frau einzugehen, der er sich in den letzten Monaten zusehends anvertraut hatte. Innerlich hatte er sich bereits darauf eingestellt, diese Frau zu heiraten.

In dieser Situation sich vermehrt herstellender Nähe entzog die wahrscheinlich an Borderlinestörung leidende Frau dem Patienten abrupt die emotionale Zuwendung, ging fremd und konfrontierte den Patienten mit massiven Vertrauensbrüchen.

Vor dem Hintergrund der gerade verwundenen Trennung von der Expartnerin und der gemeinsamen Tochter und im Zusammenhang einer sehr angespannten beruflichen Situation (das Unternehmen, in dem Thomas als Prokurist leitend tätig ist, soll verkauft werden) dekompensierte der Patient aus dieser aktuell neuen Konfliktsituation schwer depressiv mit somatischem Syndrom.

Ambulant konnte dieser Einbruch nicht aufgefangen werden. Ein erneuter Klinikaufenthalt wegen schwerer krankheitswertiger Störungen wurde notwendig.

Das Scheitern einer langjährigen Ehe

Alfons ist eine mittelgroße, höfliche Person, wirkt freundlich und selbstbewusst. Alfons begann wegen seiner Konflikte im Familienleben eine Psychotherapie. Hilflosigkeit gegenüber und Ärger mit seinem 13-jährigen Sohn (dieser zeigt Konzentrationsstörungen und Leistungsabfall im Gymnasium; verweigert die positive Kommunikation mit dem Vater) werden als aktuelles Konfliktpotenzial erlebt. Alfons zeigt subdepressive Stimmung, leidet an Rückenbeschwerden (ist öfters beim Chiropraktiker).

Alfons wurde 1949 geboren und wuchs mit einer 12 Jahre älteren Schwester auf. Zwei weitere Geschwister (ein Junge und ein Mädchen) waren jeweils dreijährig noch vor der Geburt von Alfons gestorben.

Die Mutter war Hausfrau. Sie verfügte über eine Ausbildung als Krankenschwester und hatte bis zur Heirat als Krankenschwester in der Psychiatrie gearbeitet. »Sie war mir gegenüber sehr liebevoll und hat alles verziehen.« Der Vater war Lehrer von Beruf. »Er wurde krank (psychisch), als ich 7 Jahre alt war, und starb, als ich 13 Jahre war.« Vater litt an depressivem Stupor und wurde elektrokrampftherapeutisch behandelt. Alfons erlebte seine Kindheit und Jugend auf dem Land (Dorf mit 700 Einwohnern): »wenig lesen«, »keine Vorbilder«. Alfons wohnte mit seinen Eltern im Schulgebäude des Dorfes. Der Lehrer (einklassige Volksschule) war unser Nachbar. Der Vater unterrichtete in einer Schule in einem der nächsten Orte. Die soziale Integration war »anfangs schwierig als Zugezogener und Lehrersohn«. Nach ein bis zwei Jahren »war das aber erledigt und ich war voll integriert und gehörte zum Dorf«. Als der Vater krank war, musste die Mutter mit bescheidenen Mitteln ein Haus bauen, da absehbar war, dass die Dienstwohnung geräumt werden musste. Schon ab dem 10. Lebensjahr »war ich sehr wenig zu Hause – mehr bei einem Freund in dessen Familie«.

Als erstes Kind des Dorfes ging Alfons ab der 5. Klasse aufs Gymnasium. »Wegen schlechtem Betragen und schlechter Leistungen wurde mir in der 7. Klasse seitens der Schule nahegelegt, die Schule zu wechseln. Zu diesem Zeitpunkt starb auch mein Vater.« »Ich wurde als Rumtreiber bezeichnet und hatte bisweilen Probleme mit der Obrigkeit.« Alfons wechselte zur Realschule und nach der 10. Klasse zu einem anderen Gymnasium. Alfons wiederholte die 12. Klasse und machte das Abitur – bei »mittelmäßigen Leistungen; alle sagten, wegen meiner Faulheit«.

Mit Beginn des Studiums verließ Alfons das Haus der Mutter. Er studierte Betriebswirtschaft. Er war studentischer Mitarbeiter und nach dem Diplom wissenschaftlicher Angestellter an der Universität und an einem Bundesamt. Seit 20 Jahren ist er bis heute erfolgreich als geschäftsführender Gesellschafter von inzwischen mehreren Unternehmen.

Bis zu seiner Ehe ging Alfons eher kurzfristige und unverbindliche Partnerschaften zu Frauen ein. Er führte ein Leben in Wohngemeinschaften. Hier lernte er seine Ehefrau kennen, mit der ihn zwei Söhne (14 und 18 Jahre) verbinden. Vor 15 Jahren wurde ein stattliches Haus gebaut. Alfons erlebt seine mütterliche Ehefrau seit Jahren unzufrieden, selbst ist er öfters fremdgegangen; in den letzten Jahren ist seine Sekretärin seine Geliebte. Seine Ehefrau hatte als Lehrerin gearbeitet, war dann wegen ihrer Behinderungen infolge eines Autounfalls berentet worden.

Aktuelle Konfliktsituation

Alfons lebt in frustranter Ehe und parallel in einer Beziehung zu seiner Geliebten. Er ist nicht in der Lage, sich aus seiner ambivalenten Konfliktsituation zu lösen. Einerseits ist er ein treusorgender Familienvater, zuverlässiger Ernährer seiner Kinder und braver Ehemann (ist jede Nacht zu Hause). Andererseits lebt er seine Erotik und sein Sexualleben in seiner Beziehung zu seiner Geliebten. Alfons ist ständig mehr oder weniger subtilen Unzufriedenheiten und Vorhaltungen seiner Ehefrau ausgesetzt.

Grundkonflikt

Aus einer ambivalenten Vaterbeziehung resultiert die mangelnde Verinnerlichung ausreichend stabiler Persönlichkeitsanteile. Die gewährende, in ihrer Liebe grenzenlose und zugleich stark bindende Mutterbeziehung bewirkte ein inneres Bild dominanter Frauen. Der schwache Vater erschwerte den Aufbau eines stabilen männlichen Selbstwertgefühls. Alfons kompensierte seine Selbstunsicherheit durch relativ gute Leistungen und bildete dabei vor allem Sekundärfähigkeiten wie Pünktlichkeit, Sauberkeit, Ordnung, Gehorsam, Fleiß, Sparsamkeit, Zuverlässigkeit und Höflichkeit aus. Vitale, »böse« egoistische Selbstanteile wurden verdrängt.

Innerer Konflikt

Statt in seiner autonomen Selbstverwirklichung voranzuschreiten, kompensiert Alfons über eine verstärkte, auf Rationalität ausgerichtete Leistungsbereitschaft (Arbeit als Unternehmer); aktuell erweist sich diese einseitig leistungsorientierte (Macher-)Gangart im Hinblick auf die emotionale Konfliktlage als unzureichend. Alfons dekompensiert depressiv und somatisiert seine Konflikte.

Aktueller Modus der Konfliktbewältigung
Mikrotraumatisierende Erfahrungen im Eheleben manövrierten Alfons zuletzt in eine für ihn immer auswegslosere Situation, in der sein aktiver, leistungsorientierter Bewältigungsmodus scheitert. In der Ehe, in der der Wiederholungszwang seiner ungelösten Mutterbindung wirksam ist, ist Alfons nicht in der Lage, den Autonomie-Abhängigkeits-Konflikt selbstbewusst zu gestalten. Stattdessen dekompensiert Alfons in depressiven und psychosomatischen Störungen, was zur Ausbildung der eingangs beschriebenen Symptome führt. Dabei werden organisch bedingte Schmerzempfindungen im Sinne eines psychosomatischen Organdialekts intensiviert.

In der Psychotherapie konnte ihm seine Psychodynamik bewusst gemacht werden. Er lernte, seine psychosomatischen Symptome als Informationsgeber zu verstehen. Seine Rückenbeschwerden konnten so behoben werden. In Zusammenarbeit mit seiner Ehefrau wurde die Trennung der Eheleute beschlossen. Die Vermögensverhältnisse wurden einvernehmlich geklärt. Mit den beiden Söhnen wurde offen über die anstehende Entwicklung gesprochen. Alfons ist inzwischen aus der gemeinsamen Wohnung aus- und in eine eigene Wohnung eingezogen. Die Ehefrau hat das Wohnhaus zugesprochen bekommen. Die schulischen Leistungen des jüngeren Sohnes haben sich inzwischen deutlich verbessert. Seine ehemalige Geliebte ist jetzt seine Lebenspartnerin.

Altersdepressionen

»Das Alter ist ein höflich Mann:
Einmal übers andre klopft er an;
Aber nun sagt niemand: Herein!
Und vor der Türe will er nicht sein.
Da klinkt er auf, tritt ein so schnell;
Und nun heißts, er sei ein grober Gesell.«
Johann Wolfgang von Goethe

Als einen der Hauptgründe für den Anstieg von Depressionen bezeichnet die Weltgesundheitsorganisation (WHO) die steigende Lebenserwartung. Alte Menschen sind besonders von Depressionen betroffen. Sie müssen viel häufiger auf Verluste reagieren, wie etwa den Tod des Partners. Zudem müssen sie damit fertig werden, dass ihre Fähigkeiten nachlassen. Das reicht vom Sehen und Hören über alltägliche Aktivitäten bis hin zur Sexualität. Hinzu kommen Kränkungen und Abhängigkeiten, etwa in der Pflege oder Klinik, sowie Krankheiten und Behinderungen. Gerade ältere Menschen haben mit schweren Problemen zu kämpfen – all dies erhöht das Risiko, an einer Depression zu erkranken.

Doch nur ein kleiner Teil der Erkrankten erhält die notwendige Hilfe. »Nicht einmal jeder zehnte behandlungsbedürftige Patient wird adäquat behandelt«, stellt Dr. Gabriela Stoppe von der Psychiatrischen Universitätsklinik in Göttingen fest. »Depressionen im Alter werden nicht nur viel zu selten erkannt, sondern auch ungenügend behandelt.« Die Gründe hierfür sind vielfältig. So gibt es bei der Diagnose das Problem, dass die Betroffenen häufig selbst gerade nicht über eine depressive Verstimmung klagen und damit sozusagen das »Kernsymptom« fehlt. Allerdings gibt es eine Fülle anderer Symptome, die auf eine Depression hindeuten. Vor allem bei körperlich Kranken und Bewohnern von Pflegeheimen lässt sich eine »affektive Verflachung und Erstarrung« beobachten. Die Betroffenen sind teilnahmslos, reden monoton und zeigen kaum mimische Regungen, es fehlt an »emotionalen Schwingungen«. Auch Schlafstörungen, Hilflosigkeit, Reizbarkeit, hypochondrische Beschwerden, Gewichtsabnahme und Schwindelanfälle können auf eine Altersdepression hindeuten. Oft werten die Hausärzte die depressiven Symptome von älteren Patienten als Zeichen normalen Alterns. Vor allem aber gehen viele Mediziner zu leichtfertig mit den depressiven Beschwerden älterer Menschen um. Einer älteren Frau, deren Ehemann gestorben ist und die wegen des Verlustes ihres Lebenspartners depressiv wird, ist nicht damit geholfen, dass man ihr die Ursache ihrer depressiven Erkrankung nennt. Sie braucht vielmehr therapeutische Hilfe, und daran hapert es in vielen Fällen.

Selbst wenn Ärzte psychische Probleme älterer Menschen behandeln, geschieht dies meist sehr einseitig. In nahezu allen Fällen verschreiben die Ärzte ihren Patienten lediglich Arzneimittel. Psychotherapien mit älteren Menschen finden kaum statt. Gerade bei älteren Menschen sind Gruppentherapien sehr sinnvoll. Diese Form der Psychotherapie beugt auch der Gefahr vor, dass der Therapeut zur einzigen Bezugsperson der oft sehr vereinsamten Patienten wird. Die Annahme, Psychotherapie sei nichts für ältere Menschen, ist inzwischen überholt. Es gibt keinen fachlichen Grund, depressiven älteren Menschen eine Therapie vorzuenthalten.

Eine 70-jährige Frau

Eine *70-jährige Frau* leidet an Altersdepressionen. Körperlich ist sie gesund. Sie lebt zurückgezogen in ihrer Dreizimmerwohnung, lässt nur engste Bezugspersonen an sich heran (Kinder und Enkelkinder), verwirrt ihre Umgebung mit Wahngedanken (alle hätten es nur darauf abgesehen, sie in die Psychiatrie zu bringen), klagt unaufhörlich über ihr Schicksal und denkt fast nur Schlechtes von anderen Menschen.

Bis in ihr sechstes Lebensjahrzehnt hinein war diese Frau sehr tüchtig. Sie stammt aus einer bäuerlichen Familie und führte ihr Leben lang eine Pension, in der sie täglich etwa 20 Gäste zu deren Zufriedenheit versorgte. Das Haus und den Pensionsbetrieb hatte sie mit ihrem Mann zusammen aufgebaut. Als ihr Mann wegen seiner Herzinfarkte mehrmals in eine Klinik musste, führte sie den Betrieb alleine weiter. Auch sorgte sie sehr gut für ihre vier Kinder. Ihr Mann starb früh mit 54 Jahren an einem weiteren Herzinfarkt.

Ein hartes Arbeitsethos und rigide katholische Moralvorstellungen gaben dieser Frau die Richtung in ihrem Leben an. Freizeit und Muße wurden abgewertet, die Phantasien drehten sich um Besitz, Geld und sozialen Aufstieg. Depressive Existenzängste waren stets vorhanden – in der Altersdepression spielen sie jetzt eine zentrale Rolle.

Mit ihrer typischen Lebensorientierung der Kriegs- und Nachkriegsgeneration geriet diese Frau im Alter ins Schleudern. Ihre lebenslang nicht thematisierte Unfähigkeit, das Leben zu genießen, es mit Kultur und Bildung sinnvoll anzureichern, Geld auch für Reisen und sonstige »unnütze« Dinge auszugeben, bringt sie jetzt in arge Schwierigkeiten. Das Leben erscheint ihr vor dem Hintergrund ihrer bisherigen Lebensziele sinnlos.

Ein weiteres schwerwiegendes Manko ist ihre mangelnde Beziehungsfähigkeit. Menschen waren immer nur im Zusammenhang des Geschäftsbetriebs wichtig gewesen. Freundschaften und sonstige »unnütze« Bekanntschaften spielten kaum eine Rolle. Im Alter sind jetzt dementsprechend wenig Bezugspersonen vorhanden, mit denen Gespräche geführt und gemeinsame Aktivitäten geplant werden könnten. Aber die wenigen Bezugspersonen, die hierfür in Frage kämen, wehrt die altersdepressive Frau ab. Statt freundlich auf ihre Mitmenschen zuzugehen, unterstellt sie ihnen feindselige Absichten. Ihr übermäßiges *Misstrauen* ist ein Affekt unter mehreren: *Angst, Neid, Ärger, Eifersucht*.

Auf eine harte Probe werden die Verwandten dieser Frau gestellt. Ungeübt im Umgang mit depressiven Menschen, werden sie schnell verunsichert und lassen sich in den depressiven Sadomasochismus der verstimmten Frau hineinziehen. Es dominiert eine Kampfstimmung, aus der heraus es immer wieder zu aggressiven Zusammenstößen kommt.

Eigentlich müssten diese Bezugspersonen der altersdepressiven Frau wie viele andere Betreuer altersdepressiver Menschen auch psychologisch instruiert und supervidiert werden. In aller Regel bilden die Verwandten und sonstige Bezugspersonen altersdepressiver Menschen eine Art Team, das jede Woche oder mindestens einmal im Monat zusammenkommen sollte, um unter Anleitung eines erfahrenen Psychotherapeuten Aussprachen über sich und die von ihnen betreute Person herbeizuführen.

Definitionen/ Vorurteile

»Unsere Patienten leiden nicht nur unter ihren Krankheiten und Störungen, sondern auch unter der Hoffnungslosigkeit, die ihnen mit der Diagnose suggeriert wird.«

Nossrat Peseschkian

Die Schaulustigen und der Elefant

Diagnosen, Krankheitsdefinitionen und medizinische Betrachtungsweisen sind abhängig vom unserem gesellschaftlichen und persönlichen Standpunkt und der wissenschaftlichen Tradition, in der wir stehen. Es gibt keinen absoluten Blick auf das Thema. Wie die Besucher der Elefantenausstellung begreifen wir meist nur einen Teil des Ganzen.

Man hatte einen Elefanten zur Ausstellung bei Nacht in einen dunklen Raum gebracht. Die Menschen strömten in Scharen herbei. Da es dunkel war, konnten die Besucher den Elefanten nicht sehen. Und so versuchten sie, seine Gestalt durch Betasten zu erfassen. Da der Elefant groß war, konnte jeder Besucher nur einen Teil des Tieres greifen und es nach seinem Tastbefund beschreiben. Einer der Besucher, der ein Bein des Elefanten erwischt hatte, erklärte, dass der Elefant wie eine starke Säule sei; ein zweiter, der die Stoßzähne berührte, beschrieb den Elefanten als spitzen Gegenstand; ein dritter, der das Ohr des Tieres ergriff, meinte, er sei einem Fächer nicht unähnlich; der vierte, der über den Rücken des Elefanten strich, behauptete, dass der Elefant so gerade und flach sei wie eine Liege.[8]

Medizinische Definitionen der Depression

»*Ich habe das Register der Krankheiten angesehen und habe die Sorgen und traurigen Vorstellungen nicht darunter gefunden, das ist sehr unrecht.*«
Georg Christoph Lichtenberg

Sorgen und traurige Vorstellungen, die der Aufklärer Lichtenberg im 18. Jahrhundert als krankheitswertige Störungen diagnostizierte, werden auch heute in der Medizin nicht als Krankheit betrachtet. Und doch hat sich in den vergangenen drei Jahrhunderten sehr viel im Hinblick auf die Einschätzung seelischer Störungen verändert. Als Symptome einer depressiven Verstimmung werden Sorgen und traurige Vorstellungen von PsychotherapeutInnen inzwischen sehr ernst genommen.

Internationale Klassifikation seelischer Störungen durch die Weltgesundheitsorganisation

Medizinische Diagnosen seelischer Störungen werden anhand der »Internationalen statistischen Klassifikation der Krankheiten und verwandter Gesundheitsprobleme« (ICD-10) vorgenommen. Dieses Verzeichnis können Sie in Buchhandlungen kaufen.

Der Vorteil dieses Verzeichnisses seelischer Störungen besteht darin, dass Depressionen anhand von Symptomen beschrieben werden. Über die Ursache der Symptome, Syndrome (Komplex von Symptomen) und Störungen wird nicht spekuliert.

Der Begriff »Störung« (disorder) wird in der gesamten

Klassifikation benutzt, um den problematischen Gebrauch von Begriffen wie »Krankheit« oder »Erkrankung« weitgehend zu vermeiden. »Störung« ist kein exakter Begriff. Seine Verwendung dient dazu, einen klinisch erkennbaren Komplex von Symptomen oder Verhaltensauffälligkeiten zu benennen, die immer auf der individuellen und oft auch auf der Gruppen- oder sozialen Ebene mit Belastung und mit Beeinträchtigung von Funktionen verbunden sind. Soziale Abweichungen oder soziale Konflikte allein – ohne persönliche Beeinträchtigungen – werden nicht als psychische Störung angesehen.

Hauptsymptome von Depressionen

Die Hauptsymptome von Depressionen bestehen in einer Veränderung der Stimmung oder der Affektivität. Betroffene Personen leiden gewöhnlich unter gedrückter Stimmung, Interessenverlust, Freudlosigkeit und einer Verminderung des Antriebs. Die Verminderung der Energie führt zu erhöhter Ermüdbarkeit und Aktivitätseinschränkung. Deutliche Müdigkeit tritt oft nach nur kleinen Anstrengungen auf. Andere häufige Symptome sind:

- Verminderte Konzentration und Aufmerksamkeit
- Vermindertes Selbstwertgefühl und Selbstvertrauen
- Schuldgefühle und Gefühle von Wertlosigkeit (sogar bei leichten depressiven Episoden)
- Negative und pessimistische Zukunftsperspektiven
- Suizidgedanken, erfolgte Selbstverletzung oder Suizidhandlungen
- Schlafstörungen
- Verminderter Appetit

Depressive Episoden und somatisches Syndrom

Unterschieden werden leichte, mittelgradige und schwere depressive Episoden. Bei einer mittelgradigen depressiven Episode können wir soziale, häusliche und berufliche Aufgaben nur unter erheblichen Schwierigkeiten erfüllen. In einer schweren depressiven Episode nehmen Verzweiflung, Verlust des Selbstwertgefühls, Gefühle der Nutzlosigkeit und Schuldgefühle überhand.

Depressives Erleben geht mit mehr oder minder starken psychosomatischen Beschwerden einher. Kopfschmerzen, Nacken- und/oder Rückenverspannungen, Herzbeschwerden, Brustbeklemmungen, Magenbeschwerden, Sexualstörungen, Gelenkschmerzen usw. treten auf. In der Regel gilt: je schwerer die depressive Störung, umso stärker ist der Grad der Somatisierung.

Bipolare und wiederkehrende Störungen

Von einer bipolaren affektiven Störung sprechen wir, wenn sich depressive Episoden mit manischen Episoden abwechseln. Manische Episoden beginnen meist sehr abrupt und dauern einige Wochen oder Monate. Übertrieben gehobene Stimmung, Überaktivität und waghalsige Unternehmungen sind Symptome einer manischen Störung.

Von wiederkehrenden depressiven Störungen sprechen wir, wenn depressive Episoden unterschiedlichen Schweregrades immer wieder auftreten. Zwischen den einzelnen depressiven Episoden werden keine manischen Episoden erlebt, sondern seelisch stabile Lebensabschnitte.

Zyklothymia und Dysthymia

Als Zyklothymia bezeichnen wir eine seelisch instabile Stimmungslage, deren einzelne Episoden nicht in dem Maße ausschlagen, wie es bei der bipolaren affektiven Störung der Fall ist. Perioden leichter Depression wechseln mit Zuständen leicht gehobener Stimmungslage. Der Unterschied zu normalen Stimmungsschwankungen besteht darin, dass Betroffene mitunter sehr an diesen Stimmungsschwankungen leiden.

Bei einer Dysthymia handelt es sich um eine chronische depressive Verstimmung, in der sich das Erleben leichter Depression und dazwischen liegender Perioden vergleichsweiser Normalität abwechseln. Neben Tagen oder Wochen vergleichsweise guten Befindens gibt es Monate der Niedergedrücktheit und Müdigkeit. Betroffene grübeln viel und beklagen sich, sie schlafen schlecht und fühlen sich unzulänglich. Die wesentlichen Anforderungen des täglichen Lebens können allerdings noch bewältigt werden.

Depression als Verstimmung

Depressionen lassen sich als depressive Syndrome beschreiben. Bei aller Individualität der Störungsbilder können wir eine Gruppe von Symptomen (= Syndrom) benennen, die charakteristisch für depressive Verstimmungen sind.

In der Regel ist das Handeln verlangsamt, das Fühlen wird bestimmt von Ängsten und Schuldgefühlen, im Denken und im Leistungsbereich zeigen sich Konzentrationsstörungen, in der Phantasie wird ein negatives Bild von sich selbst, von der Außenwelt und der Zukunft gezeichnet und körperlich zeigen sich zahlreiche psychosomatische Störungen, insbesondere Schlaf- und Essstörungen. Die Dauer der depressiven Verstimmungen kann sehr unterschiedlich sein. Sie reicht von tageweisen Einbrüchen bis hin zu jahrelangen Beeinträchtigungen.

Von Depressionen betroffene Menschen sind unfähig, ihre trüben Gedanken abzuschütteln. Ihre düstere Stimmung färbt auf alle ihre Erfahrungen ab. Manche Personen weinen sehr viel, noch häufiger und bedrückender ist bei vielen, dass sie gerne weinen möchten, es aber nicht können. Einfachste Anforderungen des alltäglichen Lebens werden zu unlösbaren Problemen. In alle Lebensbereiche dringt eine lähmende Hilflosigkeit ein.

Häufige Symptome in der Depression sind: Veränderungen im Appetit oder im Gewicht, Ein- und Durchschlafstörungen, ausgeprägte Müdigkeit, körperliche Verlangsamung oder Erregtheit, Verlust des Interesses oder der Freude an den gewohnten Tätigkeiten, Schuldgefühle, Langsamkeit im Denken, Entschlusslosigkeit, Selbsttötungsabsichten.

lateinisch deprimere = herab- oder niederdrücken, betäuben

In einem *Wörterbuch zur Psychologie* wird »Depression« folgendermaßen definiert (Fröhlich, W.D.: *Wörterbuch zur Psychologie*, München 1987, S. 97): Deprimiertheit (lateinisch: deprimere, depressio = herab- o. niederdrücken, betäuben) ist die allgemeine Bezeichnung für einen vorübergehenden Zustand der Niedergeschlagenheit, der unter anderem auf erfahrene *Hilflosigkeit* zurückgeführt werden kann. Zustände dieser Art können auftreten, wenn jemand zu der Einsicht oder Überzeugung gelangt, dass er mit den ihm zur Verfügung stehenden Möglichkeiten mit einer Situation nicht fertig wird. Kennzeichnend ist ein mehr oder weniger ausgeprägter Antriebsmangel, der sich sowohl im psychomotorischen als auch im Bereich des Denkens niederschlägt und den Selbstbezug steigert.

Das depressive Syndrom weist unter anderem folgende Symptome auf: eine antriebsarme Mattigkeit, eine Verstimmung in Richtung Traurigkeit, eine weinerliche Müdigkeit, ein In-Sich-Kehren, diverse Hypochondrien, eine enge Bedrücktheit und eine Reihe von Ängsten; die Gedankengänge sind zähflüssig und kreisen im wesentlichen um dieselben Inhalte; Leistungsabfall und »Faulheit« kennzeichnen das Verhalten am Arbeitsplatz; zuweilen sind auch Zwangssymptome zu beobachten. Typisch sind Einschlafstörungen, Appetitlosigkeit und Verstopfung; bei Frauen setzt mitunter die Menstruation aus.

Depression im engeren Sinne

Als depressives Syndrom oder Depression im engeren Sinne werden schwerwiegende Veränderungen der Stimmungslage bezeichnet, die sich in Zuständen der Bedrücktheit, allgemeinen Niedergeschlagenheit und Teilnahmslosigkeit äußern. Im Unterschied zu der aus Verzweiflung oder Hilflosigkeit erwachsenden resignativen Deprimiertheit fehlt für Außenstehende oft der Bezug auf tatsächliche Probleme. Neben dem allgemeinen Antriebsmangel und der Verlangsamung von Denk- und Tätigkeitsabläufen lassen sich Einengungen des Denkens, Schuldaffekte und verstärkte Minderwertigkeitsgefühle (Minderwertigkeitskomplexe) beobachten. Betroffene klagen über Schlaflosigkeit, Herzdruck, Übelkeit und Verdauungsschwierigkeiten. Appetitverlust und Abnahme des Körpergewichts sind weitere Kennzeichen. In extremen Fällen findet man einen auffällig starren Gesichtsausdruck.

Als schwere depressive Erkrankung bezeichnet die Psychiatrie unterschiedliche Krankheitsformen, deren Symptomatik von Argwohn und Verfolgungsideen, selbstquälerischen Denkbezügen, Teilnahmslosigkeit und vegetativen Störungen bis hin zum Formenkreis manisch-depressiver Erkrankungen reicht.

Fachautoren beschreiben unterschiedliche Verlaufsformen der schweren Depressionen: bipolare Verläufe (manisch-depressiv); monopolare Verläufe; chronische Zustandsbilder; maskierte Depressionen, die sich vordergründig in psychosomatischen Störungen manifestieren.

Versteckte Depression
Mitunter liegt die depressive Charakterproblematik nicht offen zutage. Viele Menschen täuschen sich und die Umwelt hinsichtlich ihrer seelischen Störungen. Dann haben wir es mit larvierten (maskierten) Depressionen zu tun.

Während Betroffene innerlich oftmals einen schweren Überlebenskampf führen, sind diese larvierten Depressionen für die Außenwelt nicht gleich erkennbar. Die Somatisierung der Konflikte und die Fähigkeit zur Selbsttäuschung bringt es mit sich, dass die Betroffenen selbst gar nicht richtig um die Zusammenhänge ihrer Notlage wissen.

Depressiv gestörte Menschen leiden unter Schlaflosigkeit oder übertriebenem Schlafbedürfnis, tragen sich mit Selbstmordgedanken, sind unruhig und leicht irritierbar. Manche von ihnen nehmen an Gewicht zu, andere wieder magern ab. Sie können sich auf nichts mehr konzentrieren, auch sexuelle

Wünsche sind nicht mehr vorhanden. In vielen Fällen spielen chronische Schmerzen eine große Rolle. Diese stehen dann mitunter so sehr im Vordergrund, dass die sonst dominanten depressiven Symptome nicht mehr recht wahrgenommen werden. Die Psychologin und Autorin Ursula Nuber stellt fest:

»*Hausärzte sehen sich dann Patienten gegenüber, die über Kopfschmerzen, Verdauungsstörungen, Magenschmerzen oder Herzbeschwerden klagen, bei denen aber ansonsten bewährte Behandlungen nicht anschlagen. Kein Wunder, denn das eigentliche Problem bleibt unbehandelt ... 90 Prozent aller larviert Depressiven erhoffen sich Hilfe von Allgemeinmedizinern – und beginnen damit eine oftmals langjährige Odyssee von einem Arzt zum anderen.*«[9]

Trauer

Im Gefühl der Trauer erleben und erinnern wir einen Verlust. Trauer ist ein mehr oder weniger starkes, ein mehr oder weniger alltägliches Erleben. Kinder sind traurig, wenn ein Spielzeug kaputt geht; Jugendliche trauern, wenn eine Popband auseinander geht; Erwachsene sind traurig, wenn sich intensiv angestrebte Erfolge nicht einstellen; ältere Menschen trauern, wenn lieb gewordene Umstände neuen Situationen weichen müssen.

Intensiv erleben wir die Trauer im Verlust wertvoller Personen und Dinge. Wichtige Bezugspersonen ziehen weg oder sterben. Wertvolle Gegenstände werden aufgrund von Naturkatastrophen oder von Menschen zerstört.

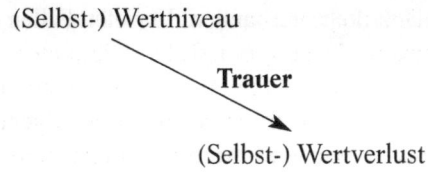

Trauer stellt sich immer dann ein, wenn sich das Niveau unseres Werterlebens absenkt. Im Gegenteil erleben wir Freude, wenn wir uns wertvoller fühlen. Das fängt beim Bankkonto an (mehr Geld bringt Freude, weniger Geld macht uns traurig), betrifft unser Liebesleben (durch die Liebe zu einem Menschen fühlen wir uns freudig bereichert; das Scheitern einer Liebesbeziehung stürzt uns in Trauer) und erstreckt sich bis weit in gesellschaftlich-geistige Zusammenhänge hinein (wir freuen uns über ein funktionierendes Rechtssystem; wir trauern angesichts der Ungerechtigkeiten eines diktatorischen Unrechtssystems).

Das Rad der Beziehungen

Trauer ist die Gefühlsbewegung, die wir erleben, wenn wir scheitern, einen Verlust mitmachen, unliebsame Trennungen erfahren, Krankheit erleiden oder mit dem Tod wichtiger Bezugspersonen konfrontiert werden.[10]

Suchen	Halten
Finden	Bestand
Wählen	Stabilität
Begeisterung	Vertiefung
Transzendieren	Verbreiterung
Gewissheit	**Scheitern**
Selbstvertrauen	**Verlust**
Verinnerlichung	**Trennung**
Selbstbesinnung	**Krankheit**
Existieren	**Tod**

Die Trauer ist eine normale, gesunde Emotion, über die wir Verluste verarbeiten. In der Trauerarbeit verinnerlichen wir die Werte, die wir durch die verlorene Person oder das verlorene Objekt erlebt hatten. Diese Verinnerlichung eröffnet uns die Möglichkeit, das einmal als wertvoll Erlebte selbst weiter zu leben. So werden wir beispielsweise einer durch den Tod verlorenen Person am besten dadurch gerecht, dass wir über die Verinnerlichung der in und mit ihr erlebten Werte diese Werte auf unsere Weise selbst weiterleben.

Die Trauerreaktion ist die allen Menschen eigene (anthropologische) Erlebnisweise, durch die auch depressive Reaktionen möglich werden. Dieser Zusammenhang ist sehr eindrücklich bei abnormen Trauerreaktionen. Die eigentlich normale, gesunde und übliche Trauer geht fließend in eine lang anhaltende Trauerreaktion über. Die betroffene Person kann die Trauerarbeit nicht ganz leisten. Sie bleibt auf halber Strecke in der Trauer stecken. Das Erlebnis der Trauer wird zur depressiven Erlebnisreaktion.

Melancholie

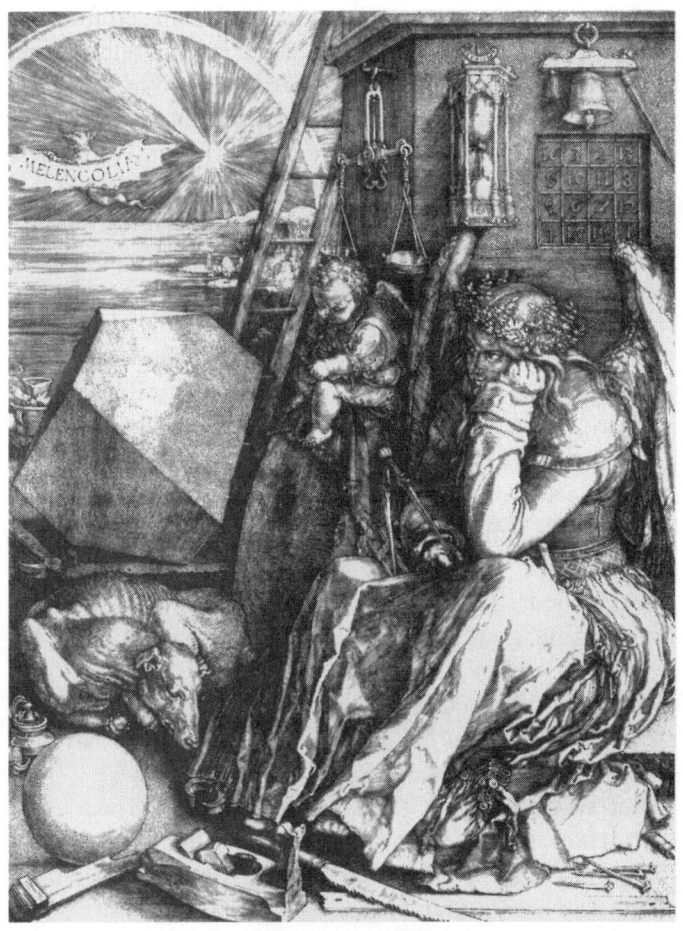

Albrecht Dürer: Melencolia I, 1514, Kupferstich

Albrecht Dürers Darstellung der Melancholie ist eine der bedeutendsten Druckgraphiken der deutschen Renaissance (s. S. 78).

Melancholie beschreibt die breite Palette seelischer Befindlichkeiten von skeptischer, auf dem Wissen um die Brüchigkeit vieler menschlicher Lebenszusammenhänge beruhender Weltanschauungen über die Stimmungen anhaltender Traurigkeit, Wehmut und Mutlosigkeit bis hin zu den Erlebnisformen der Schwermut und Depression.

Antike Philosophie der Melancholie

Depressionen waren bereits für griechische, römische und arabische Ärzte ein Thema. Sie nannten sie Melancholie. Sie wiesen auf Schläfrigkeit, Appetitlosigkeit, Verstopfung, Schlaflosigkeit, Erregung und Niedergeschlagenheit, Betrübtheit, grundloses Grübeln, Todessehnsucht, Einsamkeit, Hypochondrie und Liebeskummer als Symptome dieser seelischen Störung hin. Auch schrieben sie dem Melancholiker eine Reihe charakteristischer Eigenarten zu: Mutlosigkeit, Trägheit und Langsamkeit, Missmut, Furcht, Hass, Geiz und Wortkargheit, Menschenflucht und Lebensverachtung, Ungeduld, Zorn und »Neigung zu Aufruhr«, Gefräßigkeit, Trunksucht und Selbstmordneigung.

Melancholie war kein einfacher Wahnsinn, sondern eine Gemütsverfassung mit einer Beziehung zum Genialischen. »Warum erweisen sich alle außergewöhnlichen Männer in Philosophie oder Politik oder Dichtung oder in den Künsten als Melancholiker?«, heißt es in den »Problemata Physica« des Pseudo-Aristoteles.

Auf die Antike geht auch die biologistische Theorie der Melancholie zurück. Melancholie wurde in materialistischem Sinn als Störung im Gleichgewicht von vier Körpersäften gedacht. Der antike Arzt Hippokrates meinte, die »Melancholie« käme von einem Überschuss an »schwarzer Galle« (altgriechisch: *melas* = schwarz, *cholos* = Galle).

Im Mittelalter wurden Melancholiker im Zusammenhang theologischer Betrachtungsweisen in der Regel als sündige Menschen abgestempelt.

Neuzeitliches Krankheitsbild der Melancholie

Im Rückgriff auf antike Vorstellungen entstand im 16. Jahrhundert ein neues, medizinisches Krankheitsbild der Melancholie. Man suchte nach Behandlungsmethoden, wobei man auf Humoraltherapie (Beeinflussung der Körpersäfte) mit Aderlass und Diät verfiel.

Diese Auffassung von der Melancholie als einer Krankheit brachte auch neue juristische Konsequenzen mit sich. Wer im Zustand einer bewußtseinstrübenden Krankheit ein Verbrechen beging, konnte nicht als ein gesunder Mensch dafür verantwortlich gemacht werden. Parallel zur medizinischen Krankheitslehre der Melancholie entwickelte sich die Lehre von der juristischen Zurechnungsfähigkeit, die sich mit dem Geisteszustand des Täters zum Zeitpunkt der Tat auseinandersetzt. In Strafprozessen wurden von nun an auch medizinische Gutachten in Auftrag gegeben.

War die Melancholie im Mittelalter als sündiges Geschehen abgewertet worden, so erfuhr sie als medizinische Krankheit im 16. Jahrhundert eine Aufwertung. Sie wurde – irgendwie erinnert uns das an unsere Zeiten – zu einer wichtigen seelischen Modeerscheinung. Melancholie entpuppte sich als die Königin der Krankheiten.

Schon in der Antike galten Melancholiker als von einem Geist beflügelt oder besessen, der ihnen Genialität verlieh. Und in der Renaissance, der Zeit des Um- und Aufbruchs zwischen Mittelalter und Neuzeit, hatte der »göttliche Wahnsinn« der Dichter und Künstler die Melancholie geadelt.

Nun war es der Adel selbst, der sich in Melancholie hüllte. Die Melancholie wurde zur Krankheit der Fürsten und Könige.

Melancholische Herrschergestalten

Die Schwester des Markgrafen Georg Friedrich von Brandenburg-Ansbach (1539–1603), Barbara, war melancholisch; Herzog Albrecht Friedrich von Preußen (1553–1618) litt an Melancholie; der berühmteste Melancholiker jener Zeiten war aber Kaiser Rudolph II. (1576–1612).

»Melancholie, die im Laufe einer langen Zeit allzu tiefe Wurzeln geschlagen hat«, bescheinigte ihm sein Beichtvater. Während manche seiner Zeitgenossen den Kaiser für verhext oder für geisteskrank hielten, wies er in seiner Prager Burg allen theologischen oder medizinischen Beistand von sich. Er ließ sich durch die Kammerdiener von seinen politischen Räten abschirmen und gab sich seinen melancholischen Phantasien hin. Die Reichsgeschäfte entglitten ihm zusehends, doch er pflegte seine Wunderkammern und die Astronomie: »Und die selb schwartz gall, die da glich ist dem centro der welt, die neygt bezwunglich zu erforschen das centrum aller dinge und furet uns uber sich, umb zu begryffen die aller hochsten dinge, nemlich so sie gemeynschafft hat mit dem Saturno, dem aller hochsten planeten.«

Diese ins Ästhetisch-Phantasievolle kompensierende Melancholie können wir drei Jahrhunderte später in ihrer romantischen Ausprägung auch beim bayerischen König Ludwig II. wieder finden.

Psychische Anatomie der Melancholie

Anatomie bedeutet Zergliederung. Wir verstehen unter Anatomie vor allem die Lehre von Form und Körperbau der Lebewesen. 1621 veröffentlichte in Oxford Robert Burton sein Buch *Anatomie der Melancholie*, womit er die Grundlagen für eine seelische Zergliederungskunst der Melancholie schuf.

Robert Burton beschrieb die Melancholie in ihrer seelischen Struktur und löste sich vom antiken Biologismus. Er spekuliert nicht weiter über Körpersäfte, sondern beschrieb und analysierte die Melancholie im Zusammenhang individueller und gesellschaftlicher Konflikte.

Wer an der Notwendigkeit seiner Unternehmung und der Allgegenwart der Melancholie Zweifel hegt, dem empfiehlt Robert Burton, »*einmal die Welt Revue passieren zu lassen, sich selbst in Gedanken auf den Gipfel eines hohen Berges zu versetzen und von dort auf das Durcheinander und die Unberechenbarkeit dieses Gewoges herabzusehen*«. Und er stellt fest: »*Wenn der Leser entweder seine Imagination bemüht oder emporklettert, wird er bald merken, dass die ganze Welt verrückt, melancholisch und toll ist. Sie gleicht ... nach Apollonius einem normalen Zuchthaus voll von Tölpeln, Betrügern, Schmeichlern und ist also dringend reformbedürftig.*«

Robert Burton nimmt Methoden der Psychotherapie vorweg, wenn er von sich ausgehend psychische Zusammenhänge erforscht: »*Zwar habe ich des Öfteren mit Lukian gelacht und gespottet, mit Menipus satirisch getadelt, mit Heraklit lamentiert, aber mir ist auch das Lachen im Hals stecken geblieben und die Galle hochgestiegen, wenn ich Zeuge von Missständen wurde, die ich nicht ändern konnte.*«

Robert Burton ist sich der weitreichenden psychosozialen Wirksamkeit der »*krankhaften Melancholie*« bewusst. Er konstatiert die »*Allgegenwart dieses Übels*« und erweist sich als aktueller denn je, wenn er »*die Notwendigkeit einer Behandlung und die Vorteile und Wohltaten, die allen Menschen aus der Kenntnis dieser Krankheit erwachsen werden*«, hervorhebt. Und wenn er davon ausgeht, dass wir ihm am Ende fraglos zustimmen werden, »*dass die alle Teile unseres leibseelischen Mikrokosmos umfassende Anatomie dieses Temperaments eine ebenso große Aufgabe darstellt wie die Auflösung der chronologischen Irrtümer der assyrischen Thronfolge, die Quadratur des Zirkels ...*«, dann tun wir dies hiermit.

Geistreiche Melancholiker

»*Zart Gedicht, wie Regenbogen,
Wird nur auf dunklen Grund gezogen:
Darum behagt dem Dichtergenie
Das Element der Melancholie.*«
Johann Wolfgang von Goethe

Nach Albrecht Dürer sind Melancholiker zu überragenden geistigen Leistungen veranlagt. Künstler sind für ihn schöpferische Melancholiker, die aus der Phantasie heraus ihre Werke kreieren. Albrecht Dürer schuf mit seiner Darstellung der Melancholie eine geniale Versinnbildlichung dieser Weltanschauung.

Albrecht Dürer kannte selbst Zustände tiefer Traurigkeit und Weltfurcht. Aus eigenem Erleben heraus gestaltete er mit seinem Kunstwerk der Melancholie eine komplexe Metapher dieses Seelenzustandes.

Die Grafik zeigt uns einen im Vordergrund sitzenden und sinnenden Engel, der uns sehr irdisch und leibhaftig anmutet. Dahinter türmen sich eine Vielzahl symbolischer Gegenstände, hinter denen sich der Blick in die Ferne öffnet.

Die Welt erscheint ungeordnet und chaotisch. Zum einen ist da die Perspektive einer weitreichenden Offenheit, zum andern stellt sich die Frage, wie all das bewältigt werden soll. Die Brüchigkeit der Welt wird offenbar.

Die Gestalt im Vordergrund richtet ihren nachdenklichen Blick aber nicht auf diese Dimensionen, sondern nach innen. Wie später Rodins »Denker«, sinniert sie über den Tiefen unserer inneren Existenz. Als philosophische Gestalt stellt sie uns Fragen nach dem Sinn des Daseins.

Nachdenklichkeit, Beharrlichkeit und überdurchschnittliche geistige Begabungen sind Eigenschaften der geistreichen Melancholiker.

Auch Friedrich Nietzsche (1844–1900) war einer ihrer Vertreter. Er selbst sagte über sich, dass er »rein melancholisch« sei. Aber ein Prinzip der Tapferkeit habe ihn von Kindheit an dazu gebracht, viele kleine Siege zu erringen. Infolgedessen sei er heiterer gestimmt, als es seine Melancholie eigentlich erlaube.

Stimmung – Verstimmung

Der Philosoph Martin Heidegger hat in seiner »Analytik des Daseins« die Stimmung sehr aufschlussreich unter dem ontologischen Begriff »Befindlichkeit« abgehandelt. Menschliches »Dasein« ist nach Heidegger »je und je schon gestimmt«. Das jeweilige Gestimmtsein hat zugleich welterschließenden Erkenntnischarakter. Das Gestimmtsein durchstrahlt die ganze Existenz. Schwere oder Leichtigkeit unseres Daseins werden uns je nach Stimmung offenbar. Der verstimmte Mensch leidet unter der Last seines In-der-Welt-Seins mit allen damit verbundenen Verstrickungen. Das Welterleben auf dem Grunde von Fröhlichkeit, Zuversicht, Behagen und Hoffnung ist ein Grundverschiedenes von dem, das auf Wehmut, Niedergeschlagenheit, Angst oder Langeweile basiert.

Ich schlage vor, Melancholie als umfassenden Begriff für eine wesentliche Weise menschlichen Gestimmtseins zu verwenden. Diesem Gestimmtsein entsprechen in der Musik die Tonart Moll, in der Bildenden Kunst die dunklen Töne. Die Melancholie als auch psychosoziales Gestimmtsein kann völkerkundlich in diversen Varianten beschrieben werden: typisch deutsche Schwermut, russische Melancholie usw.

Krankheitswertige Depressionen fallen in den Bereich der Psychopathologie der Melancholie. Depressionen sind mehr oder weniger lang anhaltende Verstimmungen. Die Depression als humorlose Form von Melancholie kann als deren krankhafte Zerrform aufgefasst werden.

Die biologischen Theorien – Teil der depressiven Störung

Depressionen sind seelische Störungen. Sie wirken sich in allen Bereichen menschlicher Existenz aus:

- im Verhältnis zu uns selbst
- im Kontakt zu den Bezugspersonen
- in der Arbeitswelt und in der Leistungsfähigkeit
- in der Phantasie, weltanschaulich und im Sinnerleben
- in den Körperreaktionen.

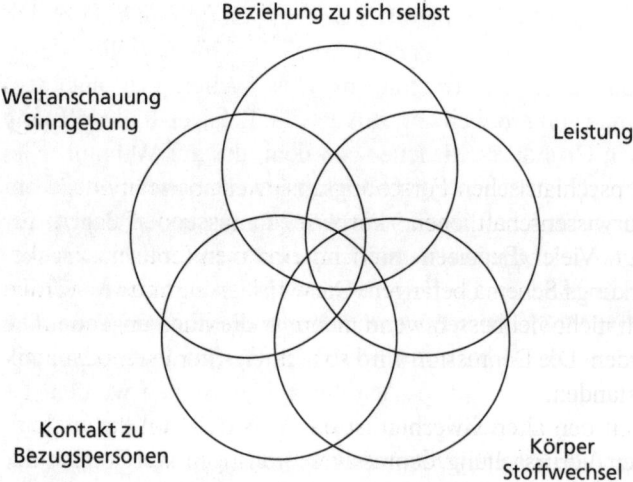

Die Psychodynamik depressiver Störungen können wir verstehen, wenn wir ganzheitlich vorgehen und denken. Ganzheitliches Verstehen schließt von den Teilen auf das Ganze menschlicher Existenz und vom Ganzen auf seine Teile. Nur wenn wir den Menschen als ganzheitliche Persönlichkeit betrachten und achten, können wir ihn auch in seiner depressiven Psychodynamik verstehen.

Hermeneutik ist die Lehre vom Verstehen. Das Teil erschließt sich aus dem Ganzen. Und das Ganze erschließen wir uns aus seinen Teilen. Das Ganze ist immer mehr als die Summe seiner Teile. Und das Teil bedeutet nichts ohne seine Einbindung in das Ganze.

Kritik der eindimensionalen Denkweise

> *»Es erben sich Gesetz und Rechte*
> *Wie eine ewge Krankheit fort;*
> *Sie schleppen von Geschlecht sich zu Geschlechte*
> *Und rücken sacht von Ort zu Ort.*
> *Vernunft wird Unsinn, Wohltat Plage;*
> *Weh dir, daß du ein Enkel bist!*
> *Vom Rechte, das mit uns geboren ist,*
> *Von dem ist, leider! nie die Frage.«*
>
> Johann Wolfgang von Goethe, Faust I

Die psychiatrischen Forschungsansätze sind traditionell vom naturwissenschaftlichen, körpermedizinischen Denken geprägt. Viele »Experten« sind im eindimensionalen Ursache-Wirkungs-Schema befangen. Diese Erklärungsmuster werden auch nicht viel besser, wenn mehrere Ursachen angenommen werden. Die Depression wird so nicht in ihrer Psychodynamik verstanden.

Seit den alten Griechen ist das Vorurteil von der biologischen Verursachung depressiver Störungen weit verbreitet. Die Depression (Melancholie) sei durch ein Überwiegen der »schwarzen Galle« verursacht. Diese materialistische Auffassung von der Störung im Gleichgewicht der vier Körpersäfte beherrscht in mancherlei Variationen bis heute die Interpretation seelischer Störungen. Dieses erkenntnistheoretische Vorurteil verhindert ganz praktisch in vielen Fällen ein psychodynamisches Verständnis und eine ganzheitliche Therapie depressiv verstimmter Menschen.

Biologische Stoffwechselprozesse, die sich im Verlauf einer

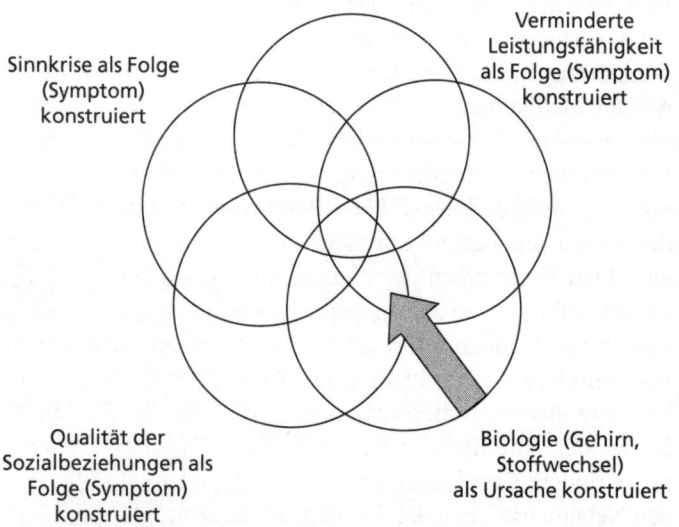

depressiven Erkrankung ergeben, sind nicht eindimensional die »Ursache« der depressiven Störung, sondern der psychosomatische Anteil an der depressiven Verstimmung.

Wenn der Schweizer Psychiater und Psychotherapeut Raymond Battegay feststellt, dass keine Depression denkbar sei, die ohne eine auf Depression gestimmte Biochemie einhergehe, so ist damit nach Battegay aber nicht gesagt, dass die Biochemie auch die Ursache der Depression sei. Was bewirkt was? Verursacht die biochemische Störung die Depression oder ist die biochemische Reaktion eine psychosomatische Auswirkung?[11]

Der ganzheitlich depressiv verstimmte Patient weist gestörte Stoffwechselprozesse auf. Deswegen ist es möglich, auch von der Biochemie her auf den Patienten einzuwirken. Dieser sinnvolle Ansatz wird aber zur Plage, wenn ausschließlich über die Biochemie einzuwirken versucht wird. Inzwischen kann bedeutend mehr Betroffenen mit Psychopharmaka besser geholfen werden, als das noch vor Jahren der Fall war. Vor allzu hohen Erwartungen sei aber gewarnt: »Denn eindeutige, abgesicherte Antworten auf die Frage, was Depressionen verursacht, gibt es immer noch nicht.«[12]

Gary Emery stellt hierzu in seinem Buch *Wege aus der Depression* fest: »Die Forscher sind sich nicht ganz klar darüber, warum Medikamente helfen. Sie scheinen die körperlichen Symptome der Depression zu verbessern, als da sind Schlafschwierigkeiten, Energiemangel, Appetitlosigkeit. Personen mit ausgeprägten körperlichen Beschwerden kann mit Antidepressiva am besten geholfen werden. Da zwischen den einzelnen Symptomen der Depression Zusammenhänge bestehen, führt Besserung in einer Symptomgruppe auch zur Besserung in anderen Gruppen.« Doch bei der Anwendung von Antidepressiva gibt es auch Rückschläge: »Alle Medikamente haben Nebenwirkungen, wie z.B. Schläfrigkeit, Schwindel, Mundtrockenheit, was viele Patienten unangenehm finden. Vor allem ältere Menschen sind empfindlich gegen Nebenwirkungen. Bei Vorliegen bestimmter körperlicher Beschwerden, wie z.B. Bluthochdruck, können diese Medikamente nicht genommen werden.« Gary Emery gibt außerdem zu bedenken, dass Medikamente nur eine vorübergehende Lösung des Problems darstellen, so wie man Alkohol trinkt, um seelische Schmerzen zu betäuben und künstlich fragwürdiges Wohlbefinden herzustellen: »Wenn Sie die Symptome Ihrer Depression mit Medikamenten verschleiern, sind Sie nicht motiviert, danach zu suchen, was in Ihrem Leben nicht stimmt und verändert werden muss.«

Behauptungen werden nicht wahrer, wenn sie oft wiederholt werden

Die Behauptung von der biologischen oder genetischen Verursachung depressiver Störungen ist eine oft wiederholte Spekulation, die nicht selten im Brustton fester Überzeugung formuliert wird.

Auch das eigentlich sehr wichtige, über das Internet zugängliche »Kompetenznetz Depression«, das vom Bundesministerium für Bildung und Forschung gefördert wird, folgt dieser Tradition. Vom Max-Planck-Institut für Psychiatrie und der Psychiatrischen Klinik der Ludwig-Maximilians-Universität München koordiniert, ist es ein eindrückliches Beispiel für die Eindimensionalität der Psychiatrie depressiver Störungen.

Einerseits wird von den Autoren vom »Kompetenznetz Depression« der aktuelle Kenntnisstand beiläufig folgendermaßen zusammengefasst:

- »Wie diese genetischen Faktoren genau aussehen, ist bislang ungeklärt. Die Hoffnung, dass ein einzelnes Gen für Depressionen zu finden ist, hat sich nicht erfüllt.«
- »Darüber, wie die mögliche genetische Grundlage der Depression allerdings aussehen könnte, besteht keine Einigkeit. Einvernehmen herrscht im Moment nur darüber, dass es ein isoliertes »Depressions-Gen« nicht gibt.«
- »Bisher ist es allerdings nicht gelungen, eine genau definierte Funktionsstörung im Gehirn zu lokalisieren, die unmittelbar für das Auftreten der depressiven Symptome verantwortlich ist.«

Andererseits werden dann aber wissenschaftliche Spekulationen munter als Tatsachen ausgegeben:

- »Beim Entstehen einer Depression spielt auch die Veranlagung eine Rolle. Die Wissenschaft unterscheidet zwischen genetischer und erworbener Veranlagung. Eine erworbene Veranlagung wird im Gegensatz zur genetischen Veranlagung nicht vererbt, sondern entsteht zum Beispiel durch ein frühkindliches Trauma. Im Folgenden ist nur von der genetischen Veranlagung die Rede.«

Indem die Autoren einräumen, dass beim Entstehen einer Depression »immer auch Umweltfaktoren eine Rolle« spielen, bekräftigen sie zugleich ihre genetischen Spekulationen. Zu bedenken sei,

- »dass zwischen genetischen Faktoren und Umweltfaktoren komplizierte Wechselbedingungen bestehen können. So können genetische Faktoren z.B. bedingen, dass ein bestimmter Mensch durch eine große Risikobereitschaft sich häufig in schwierige Lebenssituationen manövriert. Umgekehrt kann es von genetischen Faktoren abhängen, ob ein bestimmter Mensch mit einer psychosozialen Belastung gut zurechtkommt oder depressiv erkrankt.«
- »Die Veranlagung zur Depression kann erworben sein, ist jedoch oft auch genetisch bedingt. Patienten mit genetischer Veranlagung neigen vermehrt dazu, bei belastenden Situationen oder auch ohne erkennbare Belastungen eine Depression zu entwickeln.«

Die Wirkung ist die Ursache

Depressive Störungen gehen mit körperlichen Funktionsstörungen einher. Vermehrt werden Stresshormone ausgeschüttet, der Muskeltonus erhöht sich, der Schlaf-Wach-Rhythmus ist gestört, ebenso der Appetit und die Sexualität.

Die eindimensionale Konstruktion von Ursachen führt dazu, dass biochemische Funktionsstörungen zur biologischen Ursache für diese Veränderungen sowie für die gedrückte Stimmung, die Kraftlosigkeit, die Schuldgefühle und die anderen psychischen Symptome werden. Veränderte Funktionsabläufe im Gehirn, z.B. bedingt durch veränderte Funktion der Botenstoffe zwischen den Nervenzellen als psychosomatischer Teil der Auswirkungen depressiver Störungen, werden eindimensional als Ursachen der Depression festgeschrieben.

Aus der Feststellung, »dass während einer Depression der Stoffwechsel des Gehirns gestört ist: Serotonin und/oder Noradrenalin sind aus der Balance geraten«, wird die Behauptung, dass die Ursache der Depression eine Hirnerkrankung sei. Hier schließen sich wissenschaftliche und volkstümliche Vorurteile hinsichtlich seelischer Störungen kurz. Seelisch gestörte Menschen sind eben krank im Gehirn!

Doch Hilfe ist in Sicht: »Viele antidepressive Medikamente

setzen an dieser Stelle an und bringen den Hirn-Stoffwechsel wieder ins Gleichgewicht.«

Analog werden Stresshormone als Ursache depressiver Störungen konstruiert. Folgende Feststellungen der Autoren vom »Kompetenznetz Depression« lassen jeden wissenschaftlichen Laien glauben, Depressionen seien biologische Erkrankungen:

- »Jedes Mal, wenn wir eine Situation erleben, die den Körper in außergewöhnlicher Weise fordert, wird unser Stresshormon-System aktiviert. Ein frühes Anzeichen einer Stressreaktion ist die erhöhte Freisetzung eines Peptids namens Corticotropin-freisetzendes Hormon (CRH) durch das limbische System, einen Hirnbereich, der Stimmungen und Ängste beeinflusst. CRH wiederum regt die Produktion des bekannten Stresshormons Cortisol an, welches, sobald es in den Blutkreislauf gelangt, den Körper darauf vorbereitet, der belastenden Situation zu begegnen. Die Freisetzung von Cortisol ist während einer Infektionskrankheit, bei einem akuten psychischen Trauma oder chronischem Stress erhöht. Beide Hormone, CRH und Cortisol, sind wichtige Faktoren, um die Reaktionen auf Stress zu koordinieren; dieses Kontrollsystem wird durch mannigfache biologische Vorgänge und Prozesse aufrechterhalten.«
- »Forschungen am Max-Planck-Institut für Psychiatrie in München haben gezeigt, dass das Kontrollsystem für Stresshormone bei Depressionskranken gestört ist. Es wurde untersucht, ob das vom Gehirn freigesetzte Stresshormon CRH auch auf der Verhaltensebene die für eine Depression charakteristischen Anzeichen und Symptome hervorrufen kann. Zahlreiche Versuche an Menschen, Ratten und Mäusen weisen darauf hin, dass CRH tatsächlich Verhaltensänderungen hervorruft, die der Psychopathologie der Depression entsprechen. Beispielsweise verstärkt eine erhöhte Konzentration von CRH im Gehirn die Angst, stört das Denkvermögen, vermindert den Appetit, den Schlaf sowie die sexuellen Bedürfnisse – alles Kardinalsymptome der Depression.«

Eindimensionalität naturwissenschaftlicher Therapien
Die Depression können wir – so die Konstruktion beim »Kompetenznetz Depression« – »sowohl von der körperlichen, biologischen Seite her als auch von der psychischen und psychosozialen Seite her erklären und behandeln. Wie bei den zwei Seiten einer Medaille ergänzen sich auch hier die beiden Betrachtungsweisen.«

Als wichtigste Säule der Behandlung seien die Pharmakotherapie (Medikamentenbehandlung) mit Antidepressiva und die Psychotherapie zu nennen. Die Pharmakotherapie gelte inzwischen als unverzichtbares und wirksames Heilverfahren. Aber auch psychotherapeutische Verfahren wie z. B. die kognitive Verhaltenstherapie hätten ihren festen Platz bei der Behandlung der Depression. Wenn möglich, würden beide Therapieformen kombiniert.

Eine pharmakotherapeutische Behandlung mit Antidepressiva und Psychotherapie (z. B. kognitive Verhaltenstherapie) könne der Mehrheit der depressiven Patienten helfen.

Dies ist der derzeit herrschende Stand der Depressionstherapien in den psychiatrischen Einrichtungen Deutschlands. Mit den Psychopharmaka kann an den »körperlichen Ursachen« seelischer Störungen angesetzt werden, mit der Verhaltenstherapie erfolgt eine Seelenbehandlung, die ebenfalls eindimensionalen Wissenschaftskonzepten zuzuordnen ist. Ebenfalls aus Tierversuchen entstanden, steht die Verhaltenstherapie in der Tradition der Konstruktion eindimensionaler Reiz-Reaktions-Mechanismen, einer Denkfigur, die sie auch in ihren kognitiven und emotiven Wenden nie richtig verlassen hat.

Das Geschäft mit der Depression

www.depression.de präsentiert sich als eine Initiative des Pharmaunternehmens Organon in Oberschleißheim bei München, dem Eldorado deutscher Depressionsforschung. In der Selbstdarstellung des Pharmaunternehmens heißt es:

»Der Name Organon steht für Forschung, Entwicklung und Produktion von Arzneimitteln sowie Service im Dienste der Gesundheit. Gut bekannt für seine Leistungen im gynäkologischen Bereich nimmt das Unternehmen darüber hinaus eine führende Rolle bei der Erforschung moderner Antidepressiva ein.«

Sein Internetmarketing preist die Firma als soziales Engagement an: »Als ein Grundprinzip der Unternehmensphilosophie verbindet Organon mit der Produktion innovativer pharmazeutischer Produkte auch soziale Verantwortung: So bietet das Unternehmen den Internet-Service »www.depression.de« an, um Betroffenen und deren Angehörigen grundlegende Informationen zu diesem Therapiebereich zugänglich zu machen.«

Sobald eine Depression erkannt sei, könne sie adäquat und damit effektiv behandelt werden: »Dies erfolgt heute durch den Einsatz hochwirksamer und sehr gut verträglicher moderner Antidepressiva als Eckpfeiler der Therapie – im Bedarfsfall ergänzt durch psychotherapeutische Verfahren.«

Vollmundig heißt es: »Die Depression ist eine der häufigsten Erkrankungen des Gehirns.« Endogene Depressionen (eine Diagnose, die in der internationalen Fachwelt nicht mehr benutzt wird) würden auf einer Stoffwechselstörung im Gehirn beruhen; der Schwerpunkt ihrer Therapie liege in der medikamentösen Behandlung. Die medikamentöse Therapie mit Antidepressiva sei »die anerkannteste Behandlungsform aller Arten mittelschwerer bis schwerer Depressionen unabhängig von der Ursache.«

Antidepressiva würden bei 70 % der behandelten Patienten wirken und mit zunehmender Therapiedauer nicht an Wirksamkeit verlieren. Antidepressiva hätten kein Suchtpotenzial und würden nicht abhängig machen: »Der primäre pharmakologische Wirkmechanismus basiert auf einer Erhöhung von Neurotransmitterspiegeln (z.B. der Noradrenalin- und/oder Serotonin-Spiegel) im Hirn. Moderne Antidepressiva-Entwicklungen, wie z.B. NaSSA (noradrenerg und spezifisch serotonerg wirksame Antidepressiva) und herkömmliche trizyklische Antidepressiva (TZA) steigern die Freisetzung von Noradrenalin und Serotonin.«

Depressionen könnten sich später durchaus wiederholen. Rückfälle könne man aber durch die entsprechende Medikation mit Antidepressiva mit hoher Wahrscheinlichkeit verhindern. Würden neuerliche Symptome bereits im Frühstadium behandelt, ließe sich die volle Ausprägung einer Depression abfangen.

Wir sehen: Antidepressiva werden als **die** Behandlungsmethode depressiver Störungen schlechthin angepriesen. Der Psychotherapie wird lediglich eine unterstützende Nebenrolle zugebilligt. Viele Argumente werden für möglichst viel Konsum von Antidepressiva angeführt. Das fördert den Umsatz des Unternehmens:

»Organon Deutschland beschäftigt ca. 200 Mitarbeiter und ist eine von über 50 Tochtergesellschaften des gleichnamigen Mutterkonzerns mit rund 10 000 Beschäftigten weltweit. Der Konzern verfügt über fünf Zentren für Forschung und Entwicklung – dort werden 16 % des Umsatzes für Produktinnovationen investiert. Da depressive Störungen weltweit zu den häufigsten Erkrankungen zählen, misst Organon der Therapie von Schizophrenie und Depression besondere Bedeutung zu.«

Fassen wir zusammen:

- Die Behauptung einer genetischen Verursachung depressiver Störungen ist spekulative Konstruktion, die uralten Vorurteilen über Wirkungsmechanismen des Seelenlebens entspricht. Was sich als moderne wissenschaftliche Erkenntnis präsentiert, ist die Wiederholung jahrtausendealter Fehlinterpretationen.
- Depressive Störungen sind Störungen des Seelenlebens, die sich auf alle Bereiche menschlicher Existenz auswirken. Stoffwechselstörungen sind psychosomatische Störungen und damit Teil der ganzheitlich-depressiven Psychodynamik.
- Psychopharmaka sind in der Lage, diese Stoffwechselpro-

zesse zu beeinflussen. Sie können daher vorübergehend als Teil einer ganzheitlichen Therapie depressiver Störungen sinnvoll eingesetzt werden.
- Sinn wird Unsinn, Wohltat Plage: Bei der Behandlung depressiver Störungen einzig, hauptsächlich, überwiegend oder andauernd auf Psychopharmaka zu vertrauen, verkehrt eine mögliche Hilfestellung in ihr Gegenteil.
- Psychopharmaka können mit Baugerüsten verglichen werden. Ist ein Haus baufällig (dekompensiert), dann braucht es da und dort ein Gerüst, um das Haus wieder herzurichten. Aber alleine mit einem Gerüst kann kein Haus renoviert werden. Es bedarf einer Reihe weiterer Maßnahmen, um alles wieder in Ordnung zu bringen. Und je besser alles neu organisiert wird, um so überflüssiger werden die Gerüste.
- Mit der einseitigen Überbetonung von Psychopharmaka ist es wie mit seelischen Störungen überhaupt. Sie entstehen, wenn wir zu oft zu einseitige Antworten auf meist nicht richtig erkannte Konfliktsituationen geben. Was in der einen oder anderen Situation eine sinnvolle und angemessene Reaktion darstellt, wird durch überdosierte, zwanghafte Wiederholung selbst zum Problem. Dieses Zauberlehrlingsprinzip (siehe hierzu auch mein Buch »*Die Kunst sich in den Richtigen zu verlieben*«, S.169f.) liegt zahlreichen seelischen Störungen zugrunde.
- Seelische Störungen entstehen, wenn das Teil sich zum Ganzen erklärt, ein Vorgang, der auch sonst im Leben viele Störungen und Konflikte erzeugt. Stoffwechselstörungen und deren psychopharmakatherapeutische Behandlung sind ein Teil der depressiven Thematik. Diesen Teil überwertig zum zentralen und ursächlichen Gesichtspunkt und zur hauptsächlichen Behandlungsmethode zu machen, ist selbst eine Störung. Die Behandlung, die helfen soll, die Störung zu beheben, wird selbst Teil der Störung.
- Ebenso verhält es sich mit der biologischen Konstruktion von Ursachen. Diese Ideologie depressiver Störungen ist selbst Teil einer deprimierenden Weltanschauung. Viele

depressive und hoffnungslose Patienten übernehmen diese hoffnungslose Konstruktion seelischer Zusammenhänge, weil sie die eigene Entmutigung ideologisch überdeckt.

- Das Vorurteil von der biologischen Verursachung depressiver Störungen hält sich auch deswegen so hartnäckig, weil handfeste ökonomische Interessen eine ganzheitliche Sicht verhindern. Auch hier wieder derselbe Vorgang. Die finanziell-materiellen Interessen als durchaus sinnvoller Teil menschlichen Existierens dominieren das Ganze des Geschehens und pervertieren so zum Störfaktor.

Psychodynamik depressiver Störungen

»Gesund ist nicht, wer keine Probleme hat,
sondern wer in der Lage ist,
mit ihnen positiv und
phantasievoll umzugehen.«

Nossrat Peseschkian

Psychotherapie als Wissenschaft und Behandlungsmethode stellt uns mittlerweile eine Fülle von Einsichten und Betrachtungsweisen hinsichtlich depressiver Störungen zur Verfügung. Auf den folgenden Seiten vergegenwärtige ich Ihnen wesentliche Bestandteile dieser Forschungsgeschichte. Ich vermittle Ihnen hier klassische tiefenpsychologische Theorien zum Thema Depressionen, verschaffe Ihnen Einblicke in die psychodynamische Struktur depressiver Reaktionen und mache Sie mit den kulturpsychologischen Dimensionen depressiver Störungen vertraut.

Angefangen mit den Klassikern der Psychotherapie zu Beginn des letzten Jahrhunderts, haben sich inzwischen viele neue Erkenntnisse über Depressionen erschließen lassen. Sigmund Freud, Alfred Adler, Carl Gustav Jung u.a., die die Grundlagen einer wissenschaftlichen Psychotherapie schufen, forderten uns auf, Seelenleben als Wirklichkeit ernst zu nehmen.

Wie im 19. Jahrhundert Elektrizität als Wirklichkeit ernst genommen, beobachtet, analysiert und über Elektrotechnik verfügbar gemacht wurde, so will Psyche als seelische Macht ernst genommen werden. Angefangen mit der Psychoanalyse suchen die verschiedenen psychotherapeutischen Methoden (das Wort »Methode« stammt aus dem Altgriechischen und bedeutet »Weg«) je eigene Zugänge, um das Seelenleben zu beschreiben, sich seiner Wirkungszusammenhänge bewusst zu werden und auf es einzuwirken. Die Behandlung seelischer Störungen ist dabei nur ein, wenn auch ein sehr wichtiger, Teil dieser Erkenntnis- und Praxiszusammenhänge.

Psychotherapie ist Wissen um unser Seelenleben. Wir können uns dieses Wissen für eine sinnvolle Lebensgestaltung nutzbar machen.

Äußere Konflikte

Stress beherrscht unser Leben lautet der Titel eines Buches von Hans Selye, das er all jenen widmet, »die sich nicht fürchten, den Stress eines ausgefüllten Lebens in vollen Zügen zu genießen und nicht so naiv sind, anzunehmen, dass dies ohne geistige Bemühung geschehen könne«.

Den Stress genießen! Ist das nicht widersprüchlich? Aber immerhin stammt dieser Ausspruch von dem Begründer der Stressforschung. Sehen wir weiter zu, was damit gemeint ist.

»Ich bin gestresst«, ist heutzutage ein geläufiger Ausspruch, wenn jemand unter erhöhten Leistungsanforderungen steht. Auch hören wir zuweilen Ausdrücke wie: »das ist stressig«, »der macht aber Stress« usw.

Eustress – Disstress

Stress ist keineswegs immer schädlich. Ohne eine Bereitstellung von psychosomatischen Energien, wie dies im Stress geschieht, könnte der menschliche Organismus niemals die Aufgaben des Lebens bewältigen. Im Gesamtprozess der Stressaktionen werden Energien aktiviert, damit wir uns an neue Situationen anpassen können. Stress ist nach Hans Selye »unser ständiger Begleiter, solange wir leben. Er sitzt mit uns am Tisch, er geht mit uns schlafen, er ist dabei, wenn leidenschaftliche Küsse getauscht werden. Manchmal geht uns seine Anhänglichkeit auf die Nerven; dennoch verdanken wir ihm jeden persönlichen Fortschritt und erreichen durch ihn immer höhere Stufen geistiger und körperlicher Weiterentwicklung. Er ist die Würze unseres Lebens«. Diesen für den Organismus lebenswichtigen Stress bezeichnen wir als Eustress (= guter Stress).

Ein kompliziertes Wirkgefüge von äußeren Stressfaktoren und innerer Psychodynamik ist dafür ausschlaggebend, ob Stress für eine Person zum Eustress oder zum Disstress (schlechter Stress) wird. Die Frage, ob Eustress oder Disstress vorliegt, hängt von der Stressdosierung ab. Zu viel ist nicht gut, zu wenig ist auch nicht gut, aber dann und wann ist er in der richtigen Dosierung ausgezeichnet.

Mitunter werden Menschen als »stressig« empfunden, die selbst nicht unter Disstress stehen. Selbst ein sehr hoher Aktivitätsgrad ist ihnen auch über längere Zeit hinweg Eustress. Wer nicht an solche Aktivitätsgrade gewöhnt ist, empfindet im Kontakt zu sehr aktiven Menschen leicht Überforderungsgefühle. Wir kennen das alle, denn immer wieder einmal kommen wir in eine Situation, wo uns der andere überlegen ist und nicht immer gleich das Niveau findet, auf dem er mit uns kommunizieren kann.

Disstress können wir definieren als das Unvermögen einer Person, eine Spannungssituation zu lösen, sei es aufgrund mangelnder Fähigkeiten, sei es aufgrund einer objektiv belastenden Situation.

Eustress können wir als einen wohltuenden Spannungszustand definieren, der entsteht, wenn eine Person sich vor eine Aufgabe gestellt sieht, die sie mit mehr oder minder großen Anstrengungen auch lösen kann. Eine solche Situation ist dialogisch strukturiert und durch weitestgehende Freiheit der Handlungsmöglichkeiten gekennzeichnet.

Stress – ob Disstress oder Eustress – kann nicht unabhängig von der individuellen Psychodynamik eines jeden Menschen verstanden werden.

Anforderungen des Lebens

Tagtäglich haben wir auf Anforderungen des Lebens zu reagieren. Eine mittelgradige depressive Episode wird dahingehend definiert, dass wir in ihr nur unter erheblichen Schwierigkeiten soziale, häusliche und berufliche Aktivitäten fortsetzen können.

In der Psychotherapie gilt allgemein: Der gesunde Mensch zeichnet sich durch Liebesfähigkeit, Arbeitsfähigkeit und Gemeinschaftsfähigkeit aus. Im Laufe unseres Lebens bilden wir mehr oder minder intensiv eine breite Palette von Fähigkeiten aus, um im Familienleben, im Arbeitsleben und in der Gesellschaft generell zu bestehen und mitzuwirken. Das Leben ist ein ständiger Anpassungsprozess, ein ständiges »learning by doing«, ein anhaltendes Ausbilden, Anwenden und Erweitern von Kenntnissen, Phantasien, Gefühlen, Fertigkeiten, Techniken usw.

Stressoren

Die Faktoren, die Stress erzeugen, werden Stressoren genannt. Die Belastung eines Menschen ist die Gesamtheit der erfassbaren Einflüsse, die von außen auf den Menschen zukommen und auf ihn psychisch einwirken.

Die bekannteste Auflistung solcher Stressoren resultiert aus einer Befragung, die Holmes und Rahe in den USA durchführten. Lebensverändernde Ereignisse und Stresserlebnis der Befragten wurden miteinander in Beziehung gesetzt. Nachfolgende Tabelle listet 43 Faktoren mit den dazugehörigen Stress-Werten (LVE-Wert) auf.

Lebensereignisse	LVE-Wert
1. Tod des Ehepartners	100
2. Scheidung	73
3. Eheliche Trennung	65
4. Haftstrafe	63
5. Tod eines nahen Anverwandten	63
6. Eigene Verletzung oder Krankheit	53
7. Heirat	50
8. Entlassung	47
9. Versöhnung der Ehepartner	45
10. Pensionierung	45
11. Krankheit in der Familie	44
12. Schwangerschaft	40
13. Sexuelle Schwierigkeiten	39
14. Familienzuwachs	39
15. Neuanfang im Berufsleben	39
16. Finanzielle Veränderungen	38
17. Tod eines nahen Freundes	37
18. Berufswechsel	36
19. Zunehmende Ehestreitigkeiten	35
20. Hypothek oder Darlehen über 10.000,- €	31
21. Kündigung einer Hypothek oder eines Darlehens	30
22. Veränderter Verantwortungsbereich im Beruf	29
23. Kinder verlassen das Elternhaus	29
24. Ärger mit angeheirateter Verwandtschaft	29
25. Außergewöhnliche eigene Leistung	28
26. Beginn oder Ende der Berufstätigkeit der Ehefrau	26
27. Schulbeginn oder Schulabschluss	26
28. Veränderung des Lebensstandards	25
29. Änderung persönlicher Gewohnheiten	24
30. Ärger mit dem Chef	23
31. Änderung von Arbeitszeit und Arbeitsbedingungen	20
32. Wohnungswechsel	20
33. Schulwechsel	20
34. Änderung der Freizeitgestaltung	19
35. Änderung kirchlicher Aktivitäten	19

36. Änderung gesellschaftlicher Aktivitäten	18
37. Hypothek oder Darlehen unter 10.000,- €	17
38. Änderung der Schlafgewohnheiten	16
39. Veränderung in der Häufigkeit von Familienzusammenkünften	15
40. Änderung der Essgewohnheiten	15
41. Urlaub	13
42. Weihnachten	12
43. Geringfügige Gesetzesübertretungen	11

Mikrotraumatisierung

»Steter Tropfen höhlt den Stein«
Sprichwort

Nicht nur schwer beeindruckende Einzelereignisse wirken als traumatisierende Stressoren. Auch die lang anhaltende Summierung immer wiederkehrender Erlebnisse wirkt traumatisierend. Disstress ist nicht selten die Folge eines anhaltend überfordernden und/oder lieblosen emotionalen Klimas.

Anhaltender liebloser Streit von Eltern entmutigt Kinder mitunter mehr als beispielsweise ein einmaliger aggressiver Übergriff seitens eines Erwachsenen.

Ständige finanzielle Engpässe zermürben die Psyche langfristig oftmals mehr als ein einmaliger Verlust eines größeren Vermögens.

Mobbing

Am Arbeitsplatz gemobbt zu werden kann weitaus dramatischere Folgen zeigen als ein deftiges kurzfristiges Zerwürfnis, das den Verlust des Arbeitsplatzes mit sich bringt. Wer gemobbt wird, wird ständig kritisiert, heimlich beobachtet, zu Überstunden gezwungen, durch Vertrauensbrüche verunsichert, mit gefälschten Akten belastet und mit Denkzetteln, Drohbriefen und Gewaltandrohungen eingeschüchtert. Mobbinghandlungen verletzen nachhaltig unser Selbstwertgefühl und fügen uns Kränkungen zu. Was uns kränkt, macht uns krank. Oft reagieren gemobbte Personen depressiv. Sie verspüren ein allgemeines Unwohlsein, klagen über Schlafstörungen, Kopfschmerzen und Rückenprobleme, werden zunehmend unsicherer, Verlieren ihr Selbstvertrauen, neigen zu Konzentrationsschwierigkeiten und Angstzuständen, verspüren Resignation, Verzweiflung und Statusangst, Suizidgedanken kommen auf und vermehrtes Suchtverhalten (Alkohol, Tabletten, Mager- und Fettsucht usw.) setzt ein. Es kommt zu langfristigen psychosomatischen Gesundheitsschäden (Bandscheibenvorfällen, Magen-Darm-Erkrankungen, Herz-Kreislauf-Störungen, Krebs usw.).

Aggression unter SchülerInnen
Nossrat Peseschkian, Begründer der Positiven Psychotherapie[13], selbst Vater von zwei Söhnen und vier Enkelkindern, stellt fest:

»Bei Schulkindern sind körperliche Auseinandersetzungen mit gleichaltrigen Kameraden die Regel. Bei Jungen äußert sich Aggression eher in körperlicher Gewalt und Drohungen, während Mädchen eher verbal agieren: sie verhöhnen, reden nicht, beachten andere nicht oder setzen Gerüchte in die Welt. Gewalt in Schulen folgt dem Gesetz des Stärkeren. Kinder sind oft wiederholt Objekt dieser Aggression, die über Ärgern hinausgeht und eine absichtliche Schädigung des anderen zum Ziel hat. Dabei bleiben die Jungen meist unter sich, während Mädchen oft von anderen Mädchen oder aber von Jungen schikaniert werden. Immer wieder ist der Schulhof und der Schulweg Tatort für Gewalt, weswegen sich Lehrer und Erzieher verstärkt mit diesem Thema befassen müssen. Dazu gibt es zahlreiche Studien mit teilweise gegensätzlichen Aussagen: Manche sagen, die Gewalt in Schulen habe Besorgnis erregend zugenommen, andere kommen zu dem Schluss, dass sie früher nur stärker mit autoritären Mitteln unterdrückt wurde. Wichtig erscheint mir,

dass die betroffenen Kinder eine Reihe von Signalen senden, die der Aufmerksamkeit der Erzieher nicht entgehen sollten, weil sich die Betroffenen in den seltensten Fällen trauen, das Thema direkt anzusprechen. Beachtung muss deshalb den veränderten Verhaltensweisen der Kinder und Jugendlichen geschenkt werden. Angst vor der Schule, Schulschwänzen, Lustlosigkeit hin bis zur Depression sind mögliche Reaktionen auf Gewalt und Ausgrenzung.«[14]

Nicht zu vergessen die Eltern! Diese zeigen oft bei diesen Problemen ihrer Kinder sehr wenig Kompetenz und unterschätzen die Problematik ganz einfach; frei nach dem Motto: »Na dann wehr' dich doch!« oder »Ignorier' ihn einfach!«

Checkliste: Wo liegt das Konfliktpotential in meiner Partnerschaft?

Das Wissen um eine Geliebte des Ehemannes oder den Geliebten der Ehefrau und die damit verbundenen Vertrauens- und Treuebrüche wirken auf Dauer traumatisierender als der Schock einer unvorhergesehenen Trennung. Aber auch der anhaltende Ärger über Unsauberkeit, Unpünktlichkeit, Unzuverlässigkeit usw. wirkt in der Regel mikrotraumatisierend.

Füllen Sie folgende Tabelle aus, um Konfliktpotenziale in Ihrer Liebesbeziehung ausfindig zu machen. Notieren Sie Ihre spontanen Einfälle dazu. Falls der Platz für Ihre freien Assoziationen nicht ausreicht, nehmen Sie ein Extrablatt zu Hilfe.

Sprechen Sie die Ergebnisse mit ihrer Partnerin, Ihrem Partner durch. Wenn die Situation schon zu verfahren ist, sprechen Sie mit Freundinnen und Freunden über Ihre Situation. Machen Sie sich die Inhalte Ihrer Konflikte bewusst. Wenn Sie sich bereits in einer depressiven Störung erleben, suchen Sie einen Psychotherapeuten auf.

Werte/Eigenschaften	sehr oft sehr viele Konflikte	ab und zu wenige Konflikte	sehr selten kaum Konflikte	Spontanaussagen
Pünktlichkeit				
Sauberkeit				
Ordnung				
Teamfähigkeit				
Höflichkeit				
Ehrlichkeit / Offenheit				
Treue				
Gerechtigkeit				
Fleiß / Leistung				
Sparsamkeit				
Zuverlässigkeit				
Genauigkeit				
Emotionalität				
Zärtlichkeit				
Geduld				
Zeit/Aufmerksamkeit				
Kontaktfähigkeit				
Sexualität				
Vertrauen				
Mut/Zutrauen				
Hoffnung/Optimismus				
Weltanschauung				
Kritikfähigkeit				
Verbindlichkeit				

Das Thema Konflikte in Liebe, Ehe und Partnerschaft können Sie auch mit meinem Handbuch der Liebeswahl bearbeiten. In »*Die Kunst sich in den Richtigen zu verlieben*« gibt es zum sinnvollen Umgang mit Konflikten auch ein Kapitel »Die Liebe ist voller Gefahren«.[15]

Kein Leben ohne Konflikte

Aus den Anforderung des Lebens entstehen in aller Regel Konflikte. Meine Bedürfnisse geraten in Widerspruch zu den Bedürfnissen anderer. Das ist kein böser Konflikt, sondern die allgemeinste menschliche Situation, in die wir hineingestellt sind.

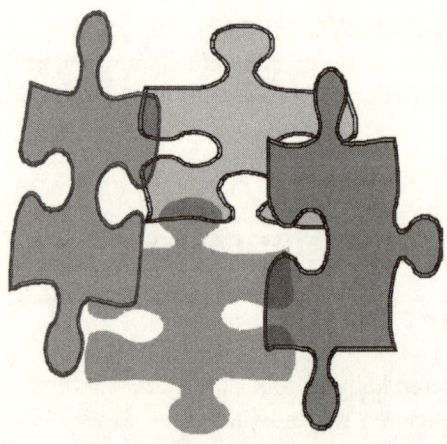

Konflikte entstehen aber auch oft deswegen, weil die eine den anderen übervorteilen will, ihn dienstbar und nutzbar machen will. Statt gegenseitige Hilfe zu leben, wird auf der Linie des Herrschaftsstrebens versucht, den anderen für sich einzuspannen. Die Übergänge von »guten« hin zu »bösen« Konflikten sind fließend. Jedenfalls sind sie Bestandteile unserer Welt.

Aktuell erlebte, äußere Konflikte werden zu »auslösenden Ursachen« im Sinn einer Veranlassung. In einer Depression ist der aktuelle Anlass oft ein Verlust- oder Trennungserlebnis. Ausgelöst wird eine Depression bei Frauen immer noch eher durch Liebeskonflikte, eheliche Zerwürfnisse, Untreue oder Alkoholismus des Ehepartners, gefolgt von Vereinsamung, Isolierung und Entwurzelung, Mangel an mitmenschlichen Beziehungen oder Scheidung. Bei Männern dagegen steht an oberster Stelle die Überforderung durch Arbeit, ein ungünstiges Arbeitsklima oder der Verlust des Arbeitsplatzes.

Um eine Depression zu verstehen, reicht es aber nicht aus, den aktuellen Anlass ausfindig zu machen. Wieso der eine auf einen vergleichbaren Anlass depressiv, der andere in einem anderen Modus der Konfliktverarbeitung reagiert, kann aus den aktuellen äußeren Umständen nicht hinreichend verstanden werden. Erst wenn wir die lebensgeschichtlich verankerte Psychodynamik eines Menschen verstehen, können wir nachvollziehen, wieso er sich aktuell auf diese und nicht auf jene Weise verhält.

Der depressive Modus der Konfliktverarbeitung

Je nach unseren Fähigkeiten, Charakterstrukturen, Erfahrungen usw. reagieren wir individuell auf Stress. Wir reagieren mitunter sehr unterschiedlich auf gleiche Stressoren. Was beim einen Disstress erzeugt, tut dies bei einer anderen Person noch lange nicht. Stress in seiner Wahrnehmung und Auswirkung ist abhängig von der Persönlichkeit eines jeden einzelnen Menschen.

Diese subjektive Bedingtheit von Stress ist in den letzten Jahren mehr und mehr in das Zentrum der Stressforschung gerückt worden. Es hängt nicht allein vom Schwierigkeitsgrad einer Situation ab, ob es zu depressiven Reaktionen kommt oder nicht. Vielmehr sind es die bewussten und unbewussten Persönlichkeitsanteile eines Menschen, die eine Belastung oder eine Anforderung zum Anlass für eine depressive Reaktion werden lassen. Die individuelle Lebensgeschichte, die Erfahrung im Umgang mit Belastungen sowie die Zuversicht in die eigene Belastungstoleranz lassen den einen mehr und den anderen weniger depressiv oder auch ganz anders reagieren.

Depressive Störungen sind ganzheitliche Reaktionen auf Konflikte. Dieses über die depressiven Reaktionen hinaus generell auch als Coping bezeichnete prozesshafte Geschehen wird definiert als ständig abwechselnde Anstrengungen eines Individuums, externe oder interne Anforderungen, welche seine Ressourcen angreifen oder überschreiten, zu bewältigen. Das bedeutet, dass eine Person mit einer ungewohnten (belastenden) Situation konfrontiert ist, die nur durch eine gewisse Anstrengung zu überstehen ist.

Psychodynamik der depressiven Konfliktverarbeitung

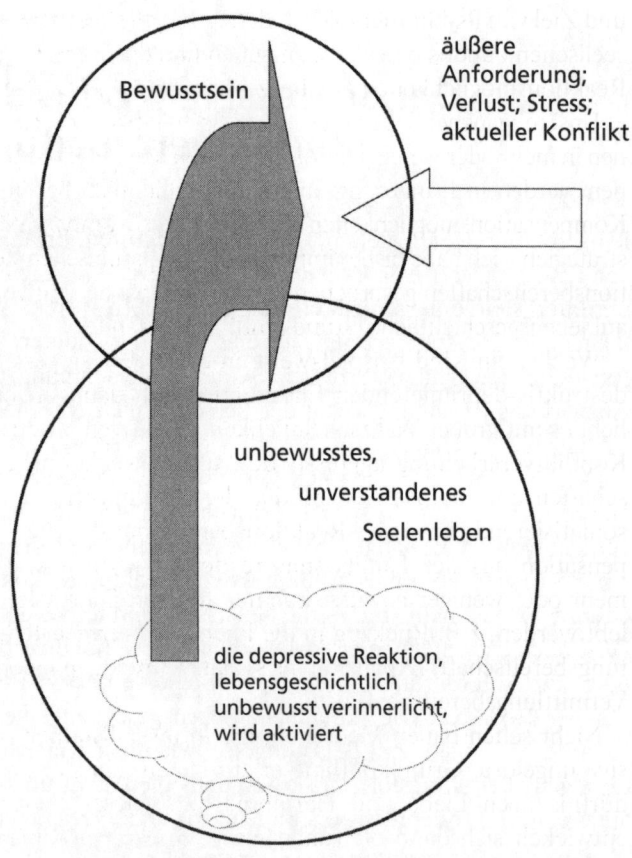

Werden durch die aktuelle Konfliktsituation lebensgeschichtlich unverarbeitete Grundkonflikte berührt, reagieren wir oft aus unverstandenen Tiefen unserer eigenen Persönlichkeit.

Lebensgeschichtlich haben wir Konzepte, Muster, Reaktionsweisen verinnerlicht, wie in bestimmten Konfliktsituationen reagiert wurde bzw. reagiert werden kann. Wir alle haben erlebt und verinnerlicht – aber meist nicht bewusst verstanden – wie Mutter und Vater, wie Oma und Opa, wie Verwandte und Nachbarn, wie Personen im Fernsehen usw. in Konfliktsituationen reagieren. Diese Reaktionsbereitschaften sind der Fundus unserer Lebensreaktionsmöglichkeiten. Wir können ihn im Laufe unseres Lebens auch vergrößern. Sinn und Ziel von Psychotherapie ist, den unbewusst vorhandenen seelischen Fundus bewusst zu machen und das Repertoire an Reaktionsmöglichkeiten flexibel zu erweitern.

Unsere ganzheitlichen, geistig-seelisch-leiblichen Reaktionen in mehr oder weniger anforderungsreichen Lebenssituationen werden in Erinnerung an lebensgeschichtlich bestimmte Kompensationsmöglichkeiten aktiviert. Diese Kompensationsstrategien – ich habe bisher immer auch von psychischen Reaktionsbereitschaften gesprochen – sind oft selbst als Antworten auf lebensgeschichtliche Grundkonflikte entstanden.

Wächst ein Kind beispielsweise in einer sehr aggressiven, destruktiv-deprimierenden Ehesituation auf, dann verinnerlicht es mit großer Wahrscheinlichkeit als aktiven Modus der Konfliktverarbeitung aggressiv-destruktive Reaktionsbereitschaften und als passiven Modus der Konfliktverarbeitung somatisierend-depressive Reaktionsbereitschaften. Die Kompensation aus der Familienmisere heraus kann aber auch mehr oder weniger bewusst in einer anderen Dimension gelebt werden, z.B. Rückzug in die Phantasie, vermehrte Leistungsbereitschaft, Expansion ins soziale Umfeld, andauernde Vermittlungsbereitschaft usw.

Nicht selten bauen Menschen, die in ihrer Kindheit massive ungelöste Grundkonflikte erlebt haben, ein starkes Bedürfnis nach Liebe und Harmonie auf. Dieses Bedürfnis entwickelt sich dann oft (unbewusst) zu einer dominanten

Anspruchshaltung, die in mitmenschliche Beziehungen hineingetragen wird. Da es in mitmenschlichen Beziehungen immer wieder auch zu ganz alltäglichen Konflikten kommt, wird dieses überhöhte Harmoniebedürfnis selbst zum Stressfaktor.

Der Wunsch nach utopischer Harmonie

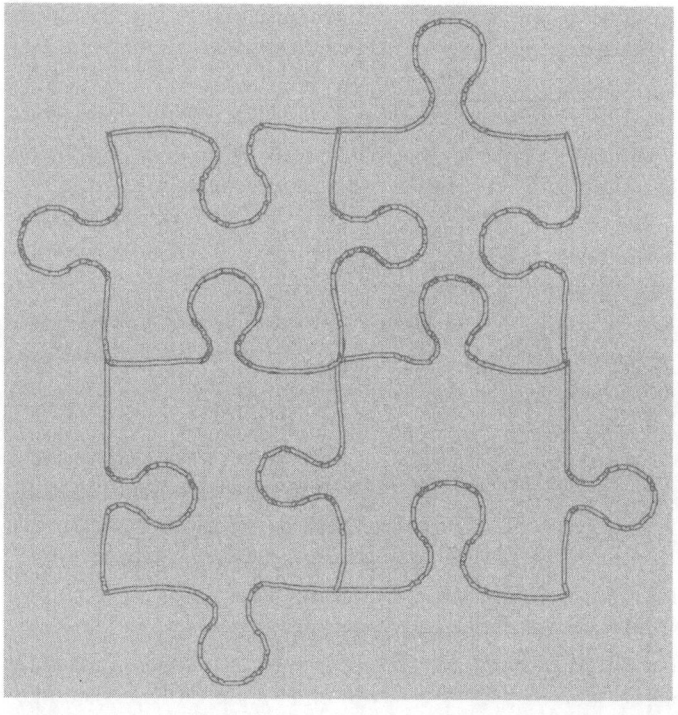

Wo Menschen zusammen sind, kommt es zu Konflikten. Ein übersteigertes Harmoniebedürfnis ist mit dieser Wirklichkeit nicht zu vereinbaren.

Das Erleben der Wirklichkeit Ohnmachtsgefühle und Feindseligkeitserwartungen

Aus der harmoniebedürftigen Riesenerwartung wird eine Quelle ständiger Frustration. Ein dermaßen gestimmter Mensch sieht sich ohnmächtig einer Wirklichkeit gegenüber, die seinen paradiesischen Phantasien nie genügen kann.

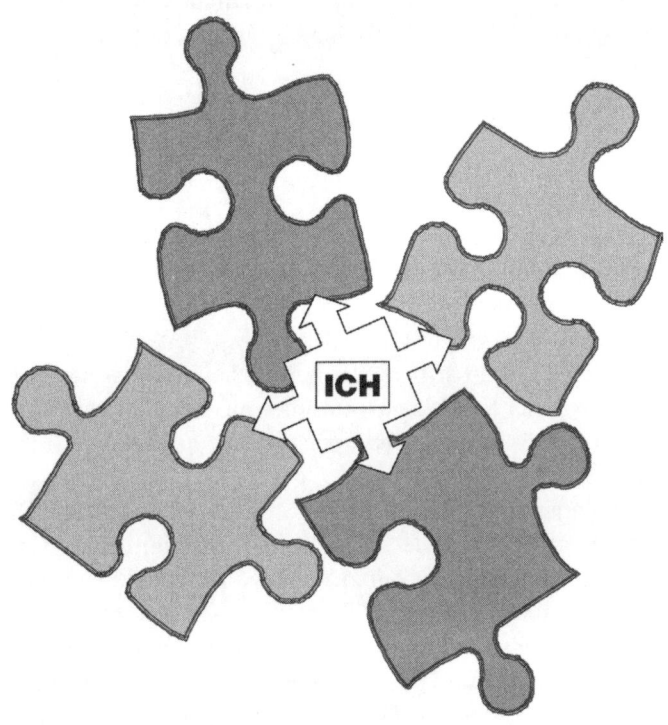

Bei depressiven Menschen spielt diese Psychodynamik oft eine zentrale Rolle: Wer mit mir nicht in Einklang ist, ist gegen mich! Die Menschen im näheren und weiteren Umfeld – eigentlich das wichtigste Entwicklungspotenzial für uns alle – werden tendenziell als Feinde wahrgenommen.

Über kurz oder lang ist diese Sicht der Welt zum Scheitern

verurteilt. Dieses so übersteigerte Harmoniebedürfnis ist die Kehrseite einer schlecht ausgebildeten Konfliktfähigkeit. Kommt es dann doch zu unausweichlichen Konflikten, bricht die Welt zusammen. Einerseits werden verdrängte aggressive Modi der Konfliktverarbeitung aktiviert – und führen zu katastrophalen Ergebnissen, andererseits greift Resignation um sich und der depressive Modus der Konfliktverarbeitung gewinnt die Oberhand. In diesen kann sich der an Depressionen leidende Mensch dann immer mehr hineinsteigern, er verkrampft zusehends – zuweilen bis hin zum Stupor.

Wiederholungszwang

Mehr als beeindruckend ist die Intensität, mit der wir im depressiven Modus der Konfliktverarbeitung Erlebnisse und Situationen aus unserer Lebensgeschichte unverstanden wiederholen.

Die Wahl eines Partners, die berufliche Orientierung, das Suchen sozialer Kontakte usw. werden aus familiengeschichtlichen Erlebnissen und Traditionen heraus unbewusst arrangiert.

Wer innerhalb einer seelisch gestörten Herkunftsfamilie aufwächst, hat nicht viel anderes als Ungereimtheiten, Gehässigkeiten, Feindseligkeiten, Unzuverlässigkeit, Untreue, Lieblosigkeit usw. erlebt. Woher soll dieser Mensch die Fähigkeit nehmen, das Leben aktiv, liebevoll und mutig zu gestalten? Er kennt das Leben nicht anders und trägt auf Dauer unbewusst das seine dazu bei, dass das Leben auch so bleibt, wie er es einmal verinnerlicht hat.

Wer von Hause aus in Konfliktsituationen erlebt hat, dass seine Bezugspersonen mit Sucht, mit Destruktion, mit Flucht oder mit Depression reagiert haben, hat es erst einmal schwer, alternative Antworten auf Konfliktsituationen zu aktivieren. Die Verlockung ist groß, in alte Reaktionsmuster hineinzufallen.

Dieser Wiederholungszwang alter Modi der Konfliktverarbeitung macht auch die Zähigkeit und Zwanghaftigkeit verständlich, die wir in depressiven Verstimmungen in aller Regel vorfinden. Diese Eingeschliffenheit der seelischen Reaktionsmuster lässt viele auch glauben, es handle sich um biologische Vorgänge. Biologische Prozesse laufen mit Notwendigkeit, d. h. zwanghaft ab. Erleben wir – wie in der Depression – seelische Prozesse als zwanghaft, so liegt der Trugumkehrschluss nahe, es handle sich um biologische Prozesse.

Im Wiederholungszwang kommt es zur sich selbst erfüllenden Prophezeiung der an Depressionen leidenden Menschen. Sie meinen, dass ihnen doch nichts glücken kann, deswegen versuchen sie es gar nicht mit der nötigen Intensität, weil dann das Missglücken nur noch schmerzlicher wäre. Wenn ich aber von vornherein nichts Gutes erwarte, kann ich nur noch angenehm enttäuscht werden. Durch mein unbewusst provokatives Verhalten schaffe ich Situationen, die zwangsläufig in der Wiederholung alter Minussituationen münden. Die Einbahnstraße depressiver Arrangements führt unweigerlich in die seelische Sackgasse.

Innere Konflikte

> »Unter Tradition
> versteht man nicht die Anbetung der Asche,
> sondern die Weitergabe des Feuers.«
> Gustav Mahler

Wir alle reagieren in gleichen Situationen nicht gleich auf Konflikte, Anforderungen usw. Ausschlaggebend für unsere Reaktionen ist unsere innere psychische Verfassung. Unser Seelenleben ist eine eigene individuelle Wirklichkeit. Aus dem Zusammenspiel von äußerer und innerer Wirklichkeit geschehen unsere Lebensprozesse.

Es war die große Leistung Sigmund Freuds und seiner wissenschaftlichen KollegInnen, dass sie Seelenleben als Wirklichkeit ernst genommen und wissenschaftlich erforscht haben. Neben der naturwissenschaftlich-körpermedizinischen Betrachtungsweise wurde die humanwissenschaftlich-psychotherapeutische Methode erschlossen. Im Ergebnis ist damit eine ganzheitliche Betrachtungsweise menschlicher Existenz möglich geworden.

Eine zentrale Erkenntnis dieser tiefenpsychologischen Forschungen ist, dass wir Menschen nicht nur im Verhältnis zu unserer äußeren Wirklichkeit in Konflikten existieren, sondern auch innerseelische Konflikte erleben und auszutragen haben.

Viele Mensche tragen ungelöste, unbearbeitete und ungeklärte Grundkonflikte aus ihrer Kindheit und ihrer Familientradition mit sich herum. Die Heftigkeit mancher depressiver Reaktionen steht damit in Zusammenhang. Aktuelle Anlässe lösen mitunter dramatische Konfliktreaktionen aus, weil eben diese Grundkonflikte aufgerührt werden.

Aggressionen – die Wendung gegen sich selbst

Der Schweregrad einer Depression kann daran gemessen werden, wie sehr Aggressionen gegen sich selbst gerichtet werden.

In so mancher Lebenssituation reagieren wir hilflos und ohnmächtig. Nicht selten sind wir traurig, weil wir etwas verlieren. Auch ärgern wir uns schnell, wenn sich Situationen nicht so ergeben, wie wir dies gerne hätten. Das ist alltäglich und wird erst dann zur depressiven Problematik, wenn Ohnmacht, Trauer und Ärger zur verkrampften psychischen Reaktion werden, wenn wir unsere seelische Flexibilität verlieren. Wir stecken in der Sackgasse fest.

Wirklich depressiv im krankheitswertigen Sinne wird dieses Geschehen, wenn noch Folgendes hinzukommt: Ich reagiere hilflos, frustriert, ärgerlich usw. Ich erlebe mich mehr oder weniger bewusst in dieser depressiven Reaktion und reagiere nun wieder unzufrieden auf diese meine Reaktion. Diese Multiplikation des Ärgers über sich selbst habe ich in allen depressiven Fällen gefunden. An depressiven Störungen leidende Menschen sind oft auch sehr aggressiv gestimmte Menschen, die diese Aggression vor allem gegen sich selbst wenden. Dieses Nicht-im-Frieden-mit-sich-selbst-Sein, dieser innerseelische Kriegszustand ist ein gestörtes Verhältnis zu sich selbst.

Lebensgeschichtlich gründet dieses Selbstmissverhältnis nicht selten in gestörten Beziehungen zu wichtigen familiären Bezugspersonen. Autoritarismus in Form gewalttätiger Eltern ist nur eine Form dieser Beziehungsstörungen. Zu ehrgeizige Vorgaben von Erziehungspersonen tragen ebenfalls viel zum inneren Unfrieden der »Erzogenen« bei. Aber auch verwöhnende »Verziehung« ist oft mit ein Grund für seelischen Unfrieden. Wenn die Kinderstube ein goldener Käfig der Unselbstständigkeit ist, stellt sich später schnell Unzufriedenheit ein, weil die Welt jenseits der Kinderstube nicht gewillt ist, ebenso goldig zu funktionieren.

Meine ständige Unzufriedenheit

Ein Patient, ein 21-jähriger Student, hat aus einer leichten depressiven Episode heraus diesem Selbstmissverhältnis in einem Brief an die Unzufriedenheit Ausdruck verliehen.

»Hallo Frau Unzufriedenheit,
ich frage mich oft, warum Sie mich immer wieder besuchen. Es gibt schöne Tage. Da mache ich tolle Sachen. Ich gehe ins Theater oder ins Kino. Ich mache auch Sport und versuche, mich zu bewegen. Sowohl körperlich als auch geistig. In solchen Momenten, da vergesse ich, dass Sie derzeit ein Dauergast bei mir sind. Ein Gast, der zu Hause wartet, sobald ich die Wohnungstür aufschließe. Es gibt so viele Dinge, die ich tun möchte. Und ich habe immer das Gefühl, das, was ich mache, ist genau das Falsche.

Früher habe ich mir keine Gedanken darum gemacht. Da war es nicht wichtig, was ich genau tat und welches Ziel ich damit verfolgen wollte. Aber heute muss ich jeden Tag Entscheidungen treffen, die scheinbar immer Auswirkungen auf die nächsten Wochen haben. Es ist alles nicht mehr leicht und locker. Warum nicht? Ich mache es mir selber schwer. Ich wäge immer Pro und Contra einer Sache ab. Ich muss schauen, welche Kurse ich besuche. Dann muss ich planen, in welcher Zeit ich meine Aufgaben schaffe. Und jedes Mal, wenn ich einen Haken hinter ein Problem machen kann, bin ich nicht zufrieden und halte nicht kurz inne, um mich selbst mal zu loben, sondern schaue gleich aufs Nächste und denke, dass ich das alles auch noch machen muss. Und auch das bereits Geschaffte ist kein Erfolg. Ich bin mir total unsicher, ob ich den richtigen Weg gewählt habe. Will ich Geschichte studieren? Will ich überhaupt studieren? Will ich nicht ganz was anderes? Aber eine Ausbildung will ich auch nicht anfangen. Denn den ganzen Tag arbeiten und das jetzt schon, wo mich das sowieso die nächsten Jahrzehnte erwarten wird, ist eine ganz schreckliche Perspektive.

Diese »berufliche« Unzufriedenheit, ein Teil von Ihnen, mein ungebetener Gast, tragen auch ständig meine Freunde, meine Mutter und mein Vater an mich heran. Sie fragen, was ich jetzt mache. Dass ich doch langsam auch einen Weg gehen und kontinuierlich weiter arbeiten muss.

Aber dann kommt noch der andere Teil Ihrer Erscheinung bei mir zum Vorschein. Ich schaue in den Spiegel und sehe mich. Ich überlege mir, was die anderen in mir sehen. Gestern hat mir wieder eine ehemalige Freundin erklärt, dass ich desinteressiert wirke. Ich hatte seit gut neun Monaten keine Freundin mehr. Aber das haben Sie ja mitbekommen. Denn schon damals waren Sie Gast in mir. Ich habe gedacht, ich müsste mehr Frauen kennen lernen. Aber das tat ich nicht. Da haben Sie ganze Arbeit geleistet. Ich fand nicht leicht Kontakt zu anderen, nicht an der Uni oder sonst wo, obwohl ich im allgemeinen als ein sehr offener Typ gelte. Der Gram wuchs und wuchs, und ich merkte richtig, wie ich nach außen hin immer verschlossener wurde. Bis hin zu den aggressiven Ausbrüchen. Denn immer regelmäßiger »kotzte« ich mein Leid gegenüber meiner Familie oder meinen Freunden aus.

Mein Nebenjob belastet mich. Ich verdiene gutes Geld dort. Aber die Arbeit macht keinen Spaß und die Regelmäßigkeit, in der ich dort zu erscheinen habe, beängstigt mich. Ich kann mir dadurch mehr leisten als andere. Ich fahre ein Auto und es geht mir materiell gut. Auf der einen Seite gibt es die, die noch weniger haben, und auf der anderen die, die unerreichbar scheinen. Solche, die mit 20 schon so viel geleistet oder auch einfach nur Glück gehabt haben. Warum kann ich nicht so viel Glück haben?

Also, Frau Unzufriedenheit, ich fasse noch mal zusammen:

die beruflichen Zukunftsaussichten machen mir Angst;

dass ich keine Wirkung auf Frauen zu haben scheine, bzw. ich mich so schwer tue, welche kennen zu lernen, bedrückt mich;

Entscheidungen zu treffen fällt mir zuerst leicht, doch dann stelle ich sie immer häufiger in Frage.

Wenn ich mir das so betrachte, bekümmert mich, dass es solche »Nichtigkeiten« sind. Ich komme mir klein und unbedeutend vor. Das sind alles Dinge, die die Welt nicht berühren. Als ob mein Verstand dazu da wäre, mir klar zu machen, wie nichtsnutzig und unwichtig ich doch bin.

Ich sehe keine Lösung. Wenn ich nach vorne schaue und mir überlege, was da kommt, will ich da nicht hin, ich bekomme Angst. Mein Wunsch, einfach zu Hause wegzugehen und nie wieder zurückzukommen, um Sie, Frau Unzufriedenheit, nicht mehr treffen zu müssen, ist das einzige, was mir einfällt. Aber Weglaufen ist ja auch keine wirkliche Lösung.«

In der Psychotherapie machen wir verdrängte, verleugnete und zwar eigene, aber in anderen erlebte (projizierte) Aggressionen bewusst. Wenn Patienten Briefe an ihre eigene Unzufriedenheit oder andere wichtige seelische Erlebniszusammenhänge (Mutter, Vater, Sexualität usw.) schreiben, ist dies oft ein gutes Hilfsmittel auf dem Weg zu mehr Selbstbewusstsein.

Destruktive Aggressivität – reflektieren statt agieren
Mitunter kommen in psychotherapeutischen Gesprächen heftige Aggressionen zum Vorschein. Ich halte nichts davon, diese Aggressionen in der Psychotherapie auszuleben. Manche PsychotherapeutInnen meinen sogar, selbst als Objekt dieser Aggressionen herhalten zu sollen. Statt Aggressionen zu agieren (ausleben), sollen sie in der Psychotherapie bewusst gemacht werden (reflektieren). In der Psychotherapie suchen wir einen bewussten und konstruktiven Umgang mit unseren inneren Aggressionspotentialen.

Dorothee studiert Wirtschaftswissenschaften, ist 25 Jahre alt und steht vor dem Abschluss ihres Diploms. Die Diplomarbeit muss noch geschrieben werden. In die Therapie kommt sie, weil sie von ihrem Freund verlassen wurde und darauf schwer depressiv reagierte. Sie kann nur noch schlecht schlafen und ergeht sich in destruktiven Phantasien ihrem ehemaligen Freund gegenüber. Sie denkt an Kastration oder Mord, was auch ihren eigenen Tod bedeuten könnte. Nur Selbstmord wäre nicht in ihrem Sinn. Ihr ehemaliger Freund, der sich in eine andere Frau verliebte und mit dieser bereits zusammen lebt, soll Schaden nehmen. Dorothee hält dies deswegen für berechtigt, weil er ihr ja auch einen Schaden, seelischen Schaden, zugefügt hat.

Dorothee zeigt klassische Symptome einer schweren Depression. Sie beschäftigt sich fast ausschließlich mit der tatsächlich erlebten traumatischen Erfahrung (Trennung des Freundes). An Affekten dominieren Wut, Rach-

sucht und Eifersucht. Ihre feindselige Stimmung greift auch in die Sphäre der sozialen Beziehungen über. Nicht nur, dass sie alle Menschen in Bausch und Bogen entwertet, auch nahe stehende Bezugspersonen werden Grau in Grau geschildert. Einzig ihrer Schwester gegenüber, die allerdings nicht in derselben Stadt wohnt, empfindet sie freundlichere Gefühle. Auch im therapeutischen Gespräch zeigt sie sich misstrauisch. Obwohl sie in Eigeninitiative die Gespräche vereinbart hatte, weiß sie nicht recht, was das alles soll.

Ich spreche sie auf ihre Feindseligkeit hin an, was sie zunächst erstaunt. Es war ihr bis dahin nicht bewusst, dass sie ihre kriegerische Stimmung auch in die Therapie mit eingebracht hatte. Nachdem ich ihr bezüglich ihrer Feindseligkeit einen Spiegel vorgehalten hatte, besserte sich die Situation in den nächsten Sitzungen. Dorothee ist offener. Ihr Beziehungsangebot ist verbindlicher und die Gefahr, sich mit ihr in einen Streit zu verwickeln, geringer.

Sigmund Freud: Psychoanalyse von Trauer und Melancholie

Bereits Sigmund Freud (1856–1939) hatte die aggressive Destruktivität als wesentlichen Bestandteil depressiver Störungen beschrieben.

Nach Freud gliedert sich die menschliche Persönlichkeit in drei Bereiche. Es sind dies das **Es**, das **Über-Ich** und das **Ich**.

Das **Es** ist der älteste Bestandteil der Persönlichkeit. Es enthält die Triebe und Wünsche (z. B. Hunger, sexuelle Wünsche etc.) des Individuums und strebt nach sofortiger Triebbefriedigung ohne Rücksicht auf andere Personen oder Regeln. Seine Inhalte sind der Person oftmals nicht bewusst.

Das **Über-Ich** hingegen verkörpert nach Freud die Moral und das Gewissen. Es ist ein Gegenpol zum Es und stellt Anforderungen, die sich an den gelernten Normen (z. B. moralische Vorstellungen) orientieren.

Das **Ich** nun ist in der Position, zwischen den Wünschen

des Es, den moralischen Anforderungen des Über-Ich und der Realität unserer sozialen und natürlichen Umwelt vermitteln zu müssen. Es verkörpert das Realitätsprinzip. Ein starkes Ich ist in der Lage, sinnvoll zwischen diesen Instanzen zu vermitteln, wohingegen ein schwaches Ich sich von einem der anderen Persönlichkeitsbereiche beherrschen lässt.

Ein Beispiel: Das Stehlen von Nahrung, nur weil man gerade Hunger hat, ist moralisch inakzeptabel und wird daher vom Ich zurückgewiesen (entsprechend den moralischen Forderungen des Über-Ich). Ändert sich nun aber die Situation und wird es z. B. in einer Hungersnot für das nackte Überleben notwendig, Nahrung zu stehlen, gibt ein lebensfähiges Ich die Forderungen des Über-Ich auf. Das Über-Ich würde ja bis in den Hungertod hinein darauf beharren, dass Stehlen Unrecht ist. Das lebensfähige Ich gibt den Triebwünschen des Es nach, in diesem Fall dem Bedürfnis nach Nahrung.

Ein anderes Beispiel: Eine Person hegt gegenüber einer anderen Person sexuelle Wünsche (Triebwunsch des Es). Das aus der Erziehung resultierende, sexualfeindliche Über-Ich beurteilt derartige Wünsche als »schmutzig« oder »verboten«. Das Ich kann diesen Konflikt nicht lösen, die aggressive Wendung des Über-Ich gegen das Es wird übermächtig, die Wünsche des Es werden verdrängt. Da diese aber trotz Verdrängung noch vorhanden sind und Druck ausüben, kann daraus eine depressive Störung entstehen.

In der Entwicklung eines Menschen besteht nach Sigmund Freud das Es von Geburt an – es sorgt zum Beispiel dafür, dass ein Baby seinen Hunger durch Schreien kundtut. Später – so Freud – etabliert das Es das Ich, um seine Wünsche in der Realität besser umsetzen zu können. Das Über-Ich entsteht aus der Identifikation mit Bezugspersonen und der Verinnerlichung der durch diese vertretenen Normen.

1917 veröffentlichte Sigmund Freud eine Studie über *Trauer und Melancholie*. Melancholie war für Freud die Bezeichnung für das gesamte Spektrum von depressiven Zuständen bis hin zu den schweren Depressionen. Neben diesen melancholischen Verstimmungen beschrieb er den »Normalaffekt« der Trauer.

Nach Freud ist Trauer die regelmäßige Reaktion auf den Verlust einer geliebten Person oder einer an ihre Stelle gerückten Abstraktion wie Vaterland, Freiheit, ein Ideal und so weiter. Freud war aufgefallen, dass sich unter denselben Einwirkungen bei manchen Personen statt Trauer Melancholie einstellt. Darüber hinaus reagieren Personen mitunter selbst dann melancholisch, wenn es sich nur um einen – aus unserer Sicht – geringfügigen Verlust handelt. »Kleinste« Anlässe können die depressive Disposition dominant werden lassen.

Die Melancholie beschrieb Freud als tief schmerzliche Verstimmung. Freud verstand unter Melancholie den von mir weiter oben (siehe das Kapitel Definitionen/Vorurteile) als depressive Verstimmung bezeichneten Teil des melancholischen Spektrums. Er bemerkte eine Aufhebung des Interesses für die Außenwelt, den Verlust der Liebesfähigkeit, die Hemmung jeder Leistung und die Herabsetzung des Selbstgefühls, die sich in Selbstvorwürfen und Selbstbeschimpfungen äußern und bis zur wahnhaften Erwartung von Strafe steigern kann.

Die Übergänge von der Trauer zur Melancholie sind fließend. Typisch für den Melancholiker ist eine außerordentliche Herabsetzung seines Ichgefühls, eine großartige Ichverarmung:

»Bei der Trauer ist die Welt arm und leer geworden, bei der Melancholie ist es das Ich selbst. Der Kranke schildert uns sein Ich als nichtswürdig, leistungsunfähig und moralisch verwerflich, er macht sich Vorwürfe, beschimpft sich und erwartet Ausstoßung und Strafe. Er erniedrigt sich vor jedem anderen, bedauert jeden der Seinigen, dass er an seine so unwürdige Person gebunden sei.«[16]

Der Melancholiker schildere sich selbst als kleinlichen, egoistischen, unaufrichtigen, unselbstständigen Menschen – durchaus verbunden mit einer gewissen Lust an aufdringlicher Mitteilsamkeit. Es erweise sich, dass die Selbstvorwürfe auch als Vorwürfe gegen die unmittelbaren Bezugspersonen, die Klagen des Melancholikers als Anklagen ihre Wirkung zeigen. Sigmund Freud neigte nicht zu Beschönigungen und stellte fest, dass die unzweifelhaft genussreiche Selbstquälerei der Melancholie auch die Befriedigung von sadistischen und Hasstendenzen bedeute. Die Nächsten würden durch das Kranksein gequält. Der Melancholiker sei ein feindselig gestimmter Mensch. Dieser Sadismus gegen die anderen und gegen sich selbst zeige sich zugespitzt in der Selbstmordneigung.

Sigmund Freud führte die gesteigerte Selbstkritik des Melancholikers auf die Übermacht eines autoritären, sadistischen Gewissens zurück. Auf Kosten des sowieso schon schwachen Ichs würden harte moralische Maßstäbe aufgebläht. Alfred Adler hat in diesem Zusammenhang den Überlegenheitskomplex des Neurotikers beschrieben. Auch Freud sprach von einem »melancholischen Komplex«, der sich wie eine offene Wunde verhalte, von allen Seiten Energien an sich ziehe und das Ich entleere.

Das Über-Ich, der Überlegenheitskomplex, wuchert auf Kosten der Persönlichkeitsentwicklung. Parallel zu dieser Verarmung des Ichs regrediert der Kranke auf frühere Entwicklungsstufen. Freud beschrieb den Melancholiker als einen narzisstischen Menschen, der nicht die Kraft aufbringt, sich mit der Welt in Liebe zu verbinden.

Minderwertigkeitskomplex und Geltungsstreben

Auch Alfred Adler (1870–1936) hob den aggressiven Charakter depressiv gestörter Menschen hervor, betonte allerdings andere Wirkungszusammenhänge als die Psychoanalytiker um Sigmund Freud.[17]

Die Depression befalle Individuen, deren Lebensmethode es sei, schon seit der frühen Kindheit vorwiegend mit der Leistung und Unterstützung anderer Personen zu rechnen. Depressiv erkrankte Menschen schränken sich meist auf den Familienkreis oder auf einen kleinen, engumgrenzten Freundeskreis ein. Sie suchen ständig Anlehnung an andere. Durch übertriebene Hinweise auf die eigene Unzulänglichkeit wollen sie die Unterstützung, Anpassung und Fügsamkeit anderer erzwingen. Sind sie im Besitz von Macht, können sie diese schrankenlos gebrauchen, oft auch in Verbrämung mit ethischen Forderungen. Ihr oft grenzenloser Egoismus kann ihnen in unserer Zeit schrankenloser Plusmacherei zuweilen rasche äußere Erfolge einbringen.

Alfred Adler weist auf eine heimliche Sucht depressiver Menschen hin, ganz oben sein zu wollen. Die gesamte Lebensführung des Depressiven lasse als Voraussetzung und wichtigsten Anhaltspunkt eine fiktive, aber durchdringende Anschauung – eine depressive Perspektive, dem kindlichen Seelenleben entstammend – erkennen, nach der das Leben ein schwieriges, ungeheures Wagnis darstellt und die überwiegende Mehrzahl der Menschen aber aus feindlichen Individuen und die Welt aus unbequemen Hindernissen besteht. Die Maxime depressiver Menschen lautet demnach: »Handle, denke und fühle so, als ob das schreckliche Schicksal, das du an die Wand malst, bereits über dich hereingebrochen oder unabwendbar ist.«

Die Selbsteinschätzung der von depressiven Störungen betroffenen Menschen fällt von Kindheit an deutlich niedrig aus. Damit einher gehen unausgesetzt Versuche, zur höchsten Geltung zu gelangen. Ein fragwürdiger Erfolg ihres ichhaften Verhaltens ist zumindest der, dass sie in den Brennpunkt der Aufmerksamkeit ihres eingeschränkten Kreises von Bezugspersonen rücken und diese zu den größten Leistungen, zu den namhaftesten Opfern und zum weitgehendsten Entgegenkommen antreiben.

Eine Depression ist ein ganzheitliches Geschehen, das Geist, Seele und Körper des Patienten erfasst. So wird beispielsweise die Nahrungsaufnahme durch Erweckung ekelerregender Gedanken oder ängstlichen Argwohns (Gift) eingeschränkt. Essen und Trinken stehen wie alle anderen Lebensfunktionen unter dem Druck der tendenziösen depressiven Bewertung: »Als ob alles nichts tauge, alles zum Schlechten ausgehen müsse.« Der Schlaf wird durch erzwungenes Grübeln und durch Gedanken über den ausbleibenden Schlaf sowie durch sichtlich zweckwidrige Mittel gestört.

Klagen, Tränen und traurige Verstimmungen bezeichnete Alfred Adler als Kampfmittel des Depressiven, mit denen er seit früher Kindheit seine Position zu stärken versucht. Wenn er in quälendster Weise seine Schwäche und die Notwendigkeit seiner jeweiligen Begehren demonstriert, handelt es sich um fragwürdige Tendenzen, deren Sinn es ist, andere zu Dienstleistungen zu verleiten oder zu zwingen.

Die Ansichten eines Depressiven, seine Selbsteinschätzung und sein Menschenbild sind kaum zu erschüttern. Neben Selbstvorwürfen und Selbstbeschuldigungen fehlen fast nie heimliche Hinweise auf die Erblichkeit seiner Leiden, auf vermeintliche Erziehungsfehler der Eltern, auf die böswillige Rücksichtslosigkeit von Angehörigen oder Vorgesetzten, auf körperliche Anomalien und so weiter. Depressiv Gestörte legen größten Wert auf die Feststellung, dass es sich um eine unabänderliche, unheilbare Erkrankung handelt, was ja den Kurswert ihres Leidens beträchtlich erhöht.

Alfred Adler wies darauf hin, dass der frühzeitig erworbene Mangel an sozialer Aktivität jene eigenartige Angriffshaltung bedinge, die, einem Selbstmord nicht unähnlich, durch Schädigung der eigenen Person zu einer Bedrohung der Umgebung oder zur Rache schreitet. Depression ist nach Alfred Adler ein Kampfmittel, das keine frohe Stimmung aufkommen lässt. Da der Patient auf seine herrischen Erfolge hinarbeitet, ist kein Platz für frohlockende Gefühle vorhanden, die ihm in seiner zwanghaft-ängstlichen Depression hinderlich wären.

Hemmungen –
wenn die Seele leise Hilfe schreit

»Unterstellt man weiterhin, dass die expansiven Impulse eines Kindes in noch früherer Zeit gelähmt werden, so dass also weder lebhafte motorische Äußerungen weiterhin möglich sind noch ein lebhaft aggressives Phantasieleben, so entsteht das Bild der depressiven Disposition. In allen späteren außergewöhnlichen Versuchungs- und Versagungssituationen reagiert der Betreffende im Sinne dieser Disposition mit Depressionen. Dass dann Traum- und Erinnerungsmaterial, vielfach auch die begleitende körperliche Symptomatik, ausgebreitetste Details aus der Fresswelt enthält, kann nicht Wunder nehmen ...«[18]

Harald Schultz-Hencke

Harald Schultz-Hencke (1892–1953), der in Berlin lebte und arbeitete, griff Sigmund Freuds These vom aggressiven Charakter depressiv gestörter Menschen auf. Die depressive Charakterstruktur sei im wesentlichen durch schwere oral-aggressive Impulse gekennzeichnet. Er bezeichnete depressiv erkrankte Menschen sogar als »latente Raubmörder«, womit er auf den oral-aggressiven Charakterkern der von depressiven Störungen betroffenen Menschen verwies. Depressiv strukturierte Menschen seien aus inneren Gründen in Versuchungs- und Versagungssituationen wehrlos. Die Welt, insbesondere die anderen Menschen, die, verglichen mit ihnen, expansive Lebewesen sind, werden als böse und dämonisch wahrgenommen und interpretiert. Depressiv verstimmte Menschen projizieren ihre eigenen latenten (unbewussten) Aggressionen in die Welt, besonders in die anderen Menschen, hinein. Die anderen Menschen werden dämonisiert.[19]

Härte, Verwöhnung und Moral als hemmende Faktoren.
In Anlehnung an Alfred Adler beschreibt Schultz-Hencke Erziehungssituationen und Erziehungsstile, die die gesunde Expansion des Kindes hemmen und damit die Bedingung für seelische Störungen schaffen.

Harald Schultz-Hencke gibt zu bedenken, dass sich eine ungebildete, gefühlskalte, durch ihr eigenes Schicksal verstörte, ökonomisch leidende, von unerwarteter Krankheit getroffene, am Mann gescheiterte Mutter dem Neugeborenen nicht so zuzuwenden vermag, wie dieses es für seine unbekümmerte Entfaltung unbedingt braucht.

Aber auch eine verwöhnende Mutter bereitet seelischen Störungen beim Kinde den Boden. Sie erlaubt dem Kind ein übermäßiges Expansivsein, das früher oder später zu Konflikten führt. Das Kind ist ein seelisch plastisches und hilfloses Lebewesen. Es bedarf der Formung, wenn auch weicher Formung. Erhält es diese nicht, so bildet es kein Realitätsbewusstsein aus. Ein verwöhntes Kind stößt notwendigerweise mit den sonst gültigen Ordnungen der Menschen zusammen. Das ist dann beispielsweise ein Kaufmann im Laden, bei dem das Kind nicht einfach nehmen (stehlen) darf, was es will. In derartigen Konfrontationen empfindet das Kind die Welt hart, erschreckend, unverständlich und nicht zu bewältigen. Erste depressive Reaktionen greifen Platz.

Eine andere Variante ist die moralische Mutter, die dem Kind frühzeitig durch ihr ganzes Verhalten vermittelt, dass sie es nur dann lieben werde, wenn es sich den moralischen Maximen der Mutter einschränkungs- und vorbehaltlos unterordnet. Diese »moralisierende Liebe« ist eher häufig als selten. Sie spielt in der Entwicklungsgeschichte von depressiven Charakterstrukturen oft eine ausschlaggebende Rolle.

Erlebnislücken

Eine unglückliche, selbst depressive oder verwöhnende oder moralisierende Mutter hemmt das Kind in seiner gesunden Kommunikation mit den Mitmenschen und der Welt. Dabei werden gesunde Antriebs- und Bedürfniserlebnisse gehemmt und verdrängt. So entstehen Erlebnislücken.

Wird das Urvertrauen des Kindes zur Mutter, zu sich und zur Welt gestört, haben wir es mit einer intentionalen Gehemmtheit zu tun.

Gehemmt sind Gefühle und Gefühlstöne allgemeinster Art der Welt und insbesondere den Menschen gegenüber. Die Welt wird wie durch einen Schleier blass erlebt. Hier finden wir die Urgründe niedergedrückter Stimmungen (Dysthymia). Der elementarste Kontakt zu den Mitmenschen wird bereits in den ersten Anfängen gestört. Wird diese Kontaktstörung nicht bearbeitet, zieht sie sich wie ein roter Faden durch die Lebensgeschichte der Patienten.

Im tiefsten Grund erlebt der Betreffende andere Menschen nie in unbekümmerter, ursprünglicher, einfacher emotionaler Zuwendung. Er lebt an ihnen vorbei. Er fürchtet sie als Gegner, Konfliktpotenzial usw. Dermaßen frühkontaktgestörte Menschen können Hoffnung auf einen anderen Menschen gar nicht richtig aufkommen lassen. Sie kennen die Stimmung unbekümmerter, erwartungsvoller Zuwendung überhaupt nicht. In seiner emotionalen Spontaneität behindert, liegt dem Depressiven sehr viel daran, übliche Umgangsformen zu erwerben und alles »richtig« zu machen. Hier setzen auch die zahlreichen zwanghaften Tendenzen depressiv gestörter Menschen ein.

Neben der intentionalen Gehemmtheit lässt sich bei depressiven Patienten oft auch eine kaptative und orale Gehemmtheit beschreiben. Das bedeutet, dass sie nicht wirklich etwas haben wollen und nicht zupacken können. Aktiv etwas für sich in Anspruch zu nehmen, ist keine erfolgreich verankerte Erlebnisweise. Das hat zur Folge, dass der Betreffende die Welt nicht erobern kann, nicht zupacken kann, nicht fordern kann, nicht Ansprüche anmelden kann usw. Er verhält sich aus Mangel an Können bescheidener, als allgemein üblich. Bereitwilliger als der Durchschnitt fügen sich depressiv erkrankte Menschen ihren auferlegten Einschränkungen. Sie bleiben in ihrer Bescheidenheit stecken und breiten sich nicht in die Welt hinein aus.

Dieses Steckenbleiben führt in den weiteren Lebensabschnitten unweigerlich zu neuen Erlebnislücken. Aggressionen können dann nicht nach außen gelebt, sondern werden nach innen gewendet. Hemmungen zeigen sich auch im persönlichen Geltungsstreben und im Liebesleben.

Krankhafte aktuelle Verarbeitung von Wunscherlebnissen

Depressionen sind nach Harald Schultz-Hencke krankhafte aktuelle Verarbeitungen von Wunscherlebnissen, die bereits sehr früh in der Kinderzeit auftreten können. Es handelt sich um zum Teil sehr feine Erlebnisreaktionen auf kaum bemerkbare innere und äußere Eindrücke. Als Anlass zum Ausbruch depressiver Stimmungen reichen oft geringfügige Wahrnehmungen aus.

Für Außenstehende nicht erkennbare Erlebnislücken depressiver Menschen bilden den Hintergrund der Depressionen. Depressiv strukturierte Menschen könne über mitunter sehr lange Zeiträume trotz schwerster Erlebnislücken eine sekundäre, quasi mechanische Anpassung an das Leben zustande bringen. Sie halten alltägliche Aktivitäten in Familie, Beruf und Gesellschaft mehr oder weniger formalisiert und mechanisch aufrecht.

Doch dann aktiviert ein scheinbar geringfügiger innerer oder äußerer Anlass bisher kaum oder nicht gelebte Bedürfnisse – und der von depressiven Störungen betroffene Mensch fühlt sich maßlos überfordert. Er reagiert depressiv, weil er sich aufgrund seiner Erlebnislücken im Verlauf seines bisherigen Lebens keinen positiven Umgang mit seinen Wünschen und Bedürfnissen hat erschließen können. Eine krankheitswertige Depression schließt sich deswegen so oft an das an, was weniger erlebnisgestörte Menschen dann als Lapalie bezeichnen.

Ist dagegen ein tatsächlich schwerer äußerer Anlass (Tod einer wichtigen Bezugsperson, Krankheit, Konkurs usw.) erkennbar, kann die depressive Erlebnisreaktion nachvollzogen werden. Dann reagiert ja auch nicht ein lange geübter depressiver Mechanismus wieder einmal auf einen nur subjektiv bedeutsamen Anlass, sondern die letztlich jedem Menschen zur Verfügung stehende massive Trauerreaktion auf ein besonderes Schicksal.[20]

Ängste – Selbstverlust der Seele

> »Wo wir eine der großen Ängste erleben, stehen wir immer in einer der
> großen Forderungen des Lebens; im Annehmen der Angst und im Versuch,
> sie zu überwinden, wächst uns ein neues Können zu.«
>
> Fritz Riemann

An depressiven Störungen leidende Menschen erleben oftmals abgrundtiefe panische oder langandauernde Ängste. Ängste, Selbstunsicherheiten, Minderwertigkeitskomplexe sind Bestandteil des depressiven Syndroms. Nicht selten begegnen uns aber auch depressive Zustände, in denen bewusst keine Ängste erlebt werden. Nähere Untersuchungen ergeben häufig den Eindruck, dass Ängste zwar ein Rolle spielen, aber durch die depressiven Reaktionen gleichsam gedeckt werden. Die Depression erweis sich vor allem auch als Angstabwehr.

Ein Leben ohne Angst ist eine Illusion. Angst ist Teil der menschlichen Existenz, ein Spiegel unserer Abhängigkeiten und ein Wissen um unsere Sterblichkeit. Mit Fritz Riemann können wir vier Grundformen der Angst beschreiben[21]:

- Die Angst vor der Selbsthingabe. Diese wird als Ich-Verlust und Abhängigkeit erlebt.
- Die Angst vor der Selbstwerdung. Diese wird als Ungeborgenheit und Isolierung erlebt.
- Die Angst vor der Wandlung. Dies wird als Vergänglichkeit und Unsicherheit erlebt.
- Die Angst vor der Notwendigkeit. Diese wird als Endgültigkeit und Unfreiheit erlebt.

Ein Zeichen seelischer Gesundheit ist, wenn der Mensch die vier Grundimpulse: Selbsthingabe, Selbstwerdung, Wandlung und Einsicht in die Notwendigkeit in lebendiger Ausgewogenheit zu gestalten vermag. Jede Einseitigkeit oder gar der Ausfall einer der Grundimpulse gefährdet unsere innere Ordnung und kann seelische Störungen erzeugen.

Die großen Ängste unseres Daseins, die so wichtig für unsere reifende Entwicklung sind, lassen sich nicht umgehen.

Den Versuch, vor ihnen auszuweichen, bezahlen wir mit vielen kleinen, banalen Ängsten. Diese können sich dann auf so gut wie alles werfen. Letztlich aufzulösen sind sie nur, wenn wir die dahinterliegenden eigentlichen Ängste erkennen und uns mit ihnen auseinandersetzen.

Beispielsweise erkennen wir in der Lebensmitte, dass sich von uns Geschaffenes, seien es materielle oder geistige Güter, unter unseren Händen verändert, dass unsere Vitalität sich verändert, dass es keine Absolutheit und keine Dauer gibt. Wir erfahren die Angst vor der Vergänglichkeit. Wir erleben Trennungen, Kinder gehen außer Haus und gründen eigene Familien, und wir verlieren uns nahe stehende Menschen durch den Tod. So beginnen wir zu verstehen, dass es darauf ankommt, loszulassen – was uns erneut mit der Angst vor der Einsamkeit konfrontiert. Und im Alter wartet der Tod auf uns, das Sterben, dem wir nicht entrinnen können. Viele Menschen nehmen aber das Altern nicht an.

Angst vor der Selbstwerdung

Menschen, die an depressiven Störungen leiden, erleben vor allem die Angst vor der Selbstwerdung besonders intensiv. Die Angst vor der Ich-Werdung, vor der Individuation, ist die Angst vor der Einsamkeit. Individuation als Herausheben aus bergenden Gemeinsamkeiten lässt uns die Isoliertheit des Individuums erfahren.

Die von depressiven Störungen betroffenen Menschen vermeiden ihre Ich-Werdung. Sie sind mehr als andere Menschen auf einen Partner angewiesen. Sie brauchen ihn, um ihn zu lieben und von ihm geliebt zu werden. Jede Kluft zwischen Ich und Du wird zur Qual. Distanz, Entfernung oder Trennung vom Partner bedeutet Alleingelassenwerden, Verlassenwerden, Verzweiflung.

Von depressiven Störungen betroffene Menschen leben in Abhängigkeiten. Entweder sind sie von jemandem abhängig, oder sie führen eine Situation herbei, in der der andere kindlich-hilflos ist.

Der an Depressionen leidende Mensch leistet keine Individuation, weil er die Angst nicht überschreiten kann, die auftaucht, wenn wir uns in unserer Individualität als getrennt und andersseiend erfahren. Entsprechend gesteht er dem Partner kein Werden der Persönlichkeit zu, da ihn dies zu sehr verunsichern würde.

An depressiven Störungen leidende Menschen suchen Abhängigkeiten, die ihnen Sicherheit zu geben versprechen. Doch mit jeder Abhängigkeit steigert sich die Verlustangst. Schon auf kurzfristige Trennungen wird panisch reagiert. Es entsteht ein Teufelskreis aus Ängsten, depressiven Reaktionen und Abhängigkeiten. Dazu gehören auch Überanpassung, bedingungslose Unterordnung, Selbstaufgabe und masochistisch-hörige Verhaltensweisen.

Der von depressiven Störungen betroffene Mensch und die Liebe

Die Umklammerungsversuche des Depressiven führen in einer Partnerschaft nicht selten dazu, dass der Partner sich aus der Einengung loslösen will. Das verunsichert den Depressiven, was er mit verstärkten Umklammerungsversuchen beantwortet. Weil er nicht er selbst sein kann, sucht der an Depressionen leidende Mensch in der Identifikation mit dem Partner einen Halt in seinem Leben.

Eine andere Form depressiver Partnerbeziehung wird zur erpresserischen Liebe. Sie kleidet sich gern in Überbesorgtheit, hinter der sich nicht selten Herrschsucht verbirgt. Erreicht der an Depressionen leidende Mensch damit nicht, was er erreichen möchte, greift er zu stärkeren Mitteln, zu Selbstmorddrohungen und vor allem zum Erwecken von Schuldgefühlen im Partner. Ergibt auch dies nicht die gewünschte Zuwendung, verfällt er in noch tiefere Depression. Damit verbunden noch heftigere Angst, gehässigerer Selbstzweifel und weitreichendere Entwertung der eigenen Person und der ihn umgebenden Welt.

Während der depressiv gestörte Mensch bewusst der Leidende zu sein glaubt, macht er unbewusst den Partner zum Leidenden. Das sadomasochistische Verhältnis kehrt sich um. Der vermeintlich »Heilige« wird zum Quäler, der vermeintliche »Sünder« zum Gequälten. Klagen sind immer auch Anklagen. Jammern, Klagen und Lamentieren wirken auf den Partner zermürbend und erzeugen Schuldgefühle bei ihm, was zur Folge haben kann, dass er sich zu immer größerer Rücksicht und Anteilnahme mit dem depressiven Partner gezwungen sieht. Nur selten durchschauen die betroffenen Bezugspersonen das unglückliche Spiel. Selten können sie sich von den damit verbundenen Schuldgefühlen freimachen.

Eine ansteigende Linie führt bei depressiven Störungen von der Überbesorgtheit, dem Ideologisieren von Bescheidenheit, vermeintlicher Friedfertigkeit und Demut über das lamentierende Jammern und die Dulderhaltung zur Wendung gegen sich selbst in Selbstvorwürfen, Selbstanklagen, Selbstbestrafungen bis hin zur Selbstzerstörung.

Deprimierender Erziehungsstil

Ängste und mit ihnen verbunden depressive Modi der Konfliktverarbeitung gründen in der Lebensgeschichte. Von zentraler Bedeutung sind die Erziehungsstile der Eltern. Immer wieder ist es auch die Verwöhnung, die der Unselbstständigkeit, Ängstlichkeit und depressiven Mutlosigkeit den Boden bereitet.

Hier finden wir die Gluckenmütter, denen es am liebsten wäre, wenn das Kind immer ein Baby bliebe, hilflos und abhängig. Das Kind soll immer auf Mutter und Vater angewiesen sein und sie brauchen. Das sind Eltern, die oft selbst depressiv strukturiert und aus unbewusster Verlustangst und Lebensängstlichkeit oder aus Angst vor Liebesverlust das Kind verwöhnen. Sie überschütten das Kind mit Zärtlichkeit und wagen ihm nichts zuzumuten an gesunden und notwendigen Verzichten und Aufgaben.

Häufig schildern solche Mütter und Väter dem Kind die Welt draußen als bösen und gefährlichen Dschungel. Das Kind zieht daraus emotional den Schluss, dass es Wärme, Geborgenheit, Verständnis und Sicherheit nur daheim bei Mama und Papa gibt. Seine vitalen, expansiven Impulse, sich der Welt zuzuwenden, werden geschwächt. Das Kind meint, daheim bereits das Bestmögliche zu haben, was es im Leben zu gewinnen gibt. Ein dermaßen verwöhntes Kind stellte in der Psychotherapie fest: »Wenn meine Mutter das Füllhorn ihrer Liebe über mir ausschüttet, bekomme ich blaue Flecke davon.«

Das verwöhnte Kind erlebt sich in Angst und Unselbstständigkeit, wenn das Leben nicht im selben Maße verwöhnt, wie Mutter und Vater es einst taten. Mitunter wird die Krise nicht akut, weil Ersatzmütter (Versorgungsehe, staatliche Institutionen, Sozialversicherungen usw.) weiter entlasten. Fallen diese Hilfen weg, dann »bricht die Depression aus«. Nicht selten wird auch die Flucht in irgendeine Sucht angetreten. Verwöhnende Erziehungspersonen entmachten und bemächtigen sich ihres Kindes, das als ohnmächtige Reaktion darauf nicht selten einen abgrundtiefen Selbst- und Menschenhass entwickelt.

Das andere Extrem bilden karge, wenig liebesfähige, oft harte Eltern, die schon in ihrer eigenen Kindheit in Bezug auf Liebe, Zärtlichkeiten und Selbstbestätigung zu kurz gekommen sind. Aus eigener Erfahrung haben sie kein gutes Vorbild für ein gesundes Mutter- oder Vatersein verinnerlichen können.

Angst, Ärger, Wut und Hass im Bauch – Psychosomatik depressiver Störungen

Depressiv erkrankte Menschen leiden an einem Missverhältnis zwischen subjektiven Erwartungen und objektiver Realität. Affekte sind Anzeichen einer daraus erwachsenden inneren Unfreiheit: Angst, Scham, Wut, Hass, Eifersucht, Neid, Geiz, Missgunst, Langeweile, Trauer, Jähzorn usw. Doch die depressive Verstimmung bringt keine Verbesserung der Situation mit sich – im Gegenteil. Sie erzeugt ständig neu: Ängstlichkeit und Mutlosigkeit. In dieser Stagnation ist die Zukunft verbaut. Die Aufgaben des Lebens werden nicht angegangen. Hoffnung und Zuversicht schwinden.

Diese Affekte bewirken zugleich heftige körperliche Reaktionen und auf Dauer zum Teil sehr schwere psychosomatische Störungen. Aus dem gestörten Verhältnis zu sich und zu den Menschen erwachsen körperliche Störungen. Wer hemmungslos viel und einseitig in seinem Leben Wut, Hass, Zorn, Neid, Eifersucht, Angst, Trauer, Misstrauen, Geiz usw. für seine verzweifelte Selbstbehauptung einsetzt, ist sicherlich ein Kandidat für Erkrankungen aller Art.

Das Wort »affizieren« stammt aus dem Lateinischen. Es bedeutet: hinzutun, einwirken, anregen, anmachen. Die letztgenannte Bedeutung entspricht dem aktuellen Gebrauch des Wortes am besten.

Psychotherapeutisch betrachtet sind Affekte seelische Reaktionen auf der Linie zwischen Ohnmacht und Macht; die (oft unbewusst) gefühlte Ohnmacht wird im Affekt kompensiert. So will etwa ein Mensch, der sich unterlegen fühlt, durch Wut und Jähzorn eine gewaltsame Selbstdurchsetzung bewirken.

Aber auch eher passiv anmutende Affekte wie Angst und Trauer liegen auf dieser Linie der Kompensation von der Ohnmacht zur Macht hin. Der traurige und ängstliche Mensch erzwingt Schonung und Ausnahmeposition bei der mitfühlenden Umwelt. Affekte sind emotional einseitige Versuche, Frustrations- und Bedrängnissituationen auszugleichen. Im Affekt versuchen wir uns in einer Krisenlage zu behaupten. An depressiven Störungen leidende Menschen erleben sich – nicht zuletzt wegen ihrer Feindseligkeitserwartungen – ständig in einer Krisen- und Konfliktsituation. Da ihr Repertoire an Reaktionsmöglichkeiten auf wenige Affekte begrenzt ist, geraten sie schnell in einen einseitigen Teufelskreis hinein. Die psychosomatischen Störungen werden dann nicht selten zu manifesten Körperkrankheiten[22]:

- Anorexia nervosa (Magersucht), Adipositas (Fettsucht) und Bulimie;
- Asthma bronchiale und nervöses Atmungssyndrom;
- Bandscheibenvorfall;

- Bluterkrankungen;
- Colitis ulcerosa und Morbus Crohn;
- Diabetes mellitus;
- Erkältungskrankheiten und Schnupfen;
- Gallenblasenerkrankungen und Gallensteinbildung;
- Haarausfall;
- Hauterkrankungen und Allergien;
- Herzinfarkt;
- Herzrhythmusstörungen;
- Hypertonie und Hypotonie;
- Kopfschmerzen und Migräne;
- Krebs;
- Magen- und Zwölffingerdarmgeschwüre;
- Multiple Sklerose (MS);
- Obstipation;
- Parkinson-Erkrankung;
- Rheumatoide Arthritis und Wechteilrheumatismus;
- Schilddrüsenerkrankungen;
- Schlafstörungen;
- Schlaganfall und Arterienverkalkung;
- Schluckstörungen und Husten;
- Seh- und Hörstörungen;
- Sexuelle Funktionsstörungen;
- Unfälle;
- Urologische Erkrankungen;
- Zahnerkrankungen;
- und andere mehr.

Die angsterfüllte und depressiv verstimmte Kampfhaltung wirkt sich auf den Körper aus. Selbst auf die Gefahr der körperlichen Selbstschädigung hin versucht sich der depressiv Verstimmte unbewusst mit seinen Mitteln durchzusetzen.

Das Zeiterleben in der Depression

Nach Erwin Straus[23] können wir zwischen persönlich erlebter Ich-Zeit und gesellschaftlich-objektiver Welt-Zeit unterscheiden. Als psychophysische Personen, als leib-seelisch-geistige Wesen, gehören wir beiden Zeiten an. Die Welt-Zeit wird nach der Dauer oder der Veränderung der umgebenden Dinge gemessen.

Das Maß der erlebten Ich-Zeit bezieht sich auf die selbst erlebte Entwicklung der Persönlichkeit. Vorwärtsschauend erleben wir Möglichkeiten zukünftigen Wirkens, rückwärtsschauend nacherleben wir die bereits gelebte innere persönliche Entwicklung. Die Welt-Zeit vergeht wertneutral, die erlebte Ich-Zeit schreitet mit der Geschichte der Person voran, wächst und verdichtet sich.

Das gesunde Ich-Zeiterleben ist auf die Zukunft gerichtet. Auch die Bedeutung vergangener Erlebnisse ist vom zukünftigen Geschehen abhängig. Vergangenes trägt und stützt uns nur, wenn der Weg in die Zukunft offen steht. Nur wo die Zukunft nicht ganz abgeschnitten ist, kann Vergangenes auch trösten.

Wie sehr die Vergangenheit von der Zukunftsorientierung beeinflusst wird, ist auch daran abzulesen, dass wir uns normalerweise nicht erst dem Neuen zuwenden, wenn die früheren Erlebnisse in ihren sachlichen Forderungen und ihren systematischen Zusammenhängen restlos erledigt sind. Vielmehr erledigen wir das Vergangene, indem wir uns neuer Zukunft zuwenden.

An depressiven Störungen leidende Menschen sind vergangenheitsorientiert und vergangenheitsfixiert. In der Depression stockt die innere Ich-Zeit. Damit schwindet auch die Möglichkeit, Erlebnisse durch Weiterschreiten in die Zukunft zu erledigen. Das innere Erleben gelangt an einen toten Punkt. Der an Depressionen leidende Mensch kann die von den Dingen ausgehende Forderung nach einem Abschluss aus seinem zukunftslosen Erleben heraus nicht erfüllen.

Das Zukunftserlebnis ist beim depressiven Menschen gehemmt, und damit auch sein Wirksamwerden. Die lebendige innere Ich-Zeit verlangsamt sich und steht letztendlich still. Damit verändert sich jeweils die Struktur des Vergangenen. Es wird immer übermächtiger. Im depressiven Stupor kommt letztendlich alles zum Stillstand.

Je mehr sich die Hemmungen verstärken, um so gravierender wird die determinierende Gewalt der Vergangenheit erlebt. Im Maße, wie sich das Erleben der Zukunft verschließt, fühlt sich der Depressive durch das Vergangene überwältigt und gebunden. Das gegenwärtige Übel erlebt er als unwiderruflich und unabänderlich durch die Vergangenheit bestimmt.

Kleinheitswahn, Versündigungsideen, Zwangsgedanken und andere Symptome des Depressiven erlebt der depressive Patient durch Vergangenes endgültig bedingt. Dieses Erleben der Determiniertheit ist Ausdruck der depressiven Störung des Zeiterlebens. Auch der Kontrollzwang zeigt sich als Symptom der depressiven Grundstörung. Gleichfalls der Grübelzwang: Das Denken als Probehandeln ist gehemmt, weil das zukunftsorientierte, weltoffene Wirksamwerden gehemmt ist. Im Grübelzwang kann das Vergangene nicht zum Abschluss kommen. Immer wieder muss das gleiche, oft irgendwelche banalen Dinge, gedacht werden. Der Grund des Grübelzwangs ist darin zu suchen, dass das Weiterwirken, das Denken als Handeln und Gestaltung der Zukunft verhindert ist.

Zusammenfassend stellen wir fest, dass der von depressiven Störungen betroffene Mensch innerhalb der Zeit hinter seinen eigenen Werdensmöglichkeiten zurückbleibt. Dieses Zurückbleiben hinter seinen eigenen besseren Möglichkeiten ist mehr als Stillstand. Es bedeutet ein Zurückfallen. Eine gesunde Persönlichkeit schreitet in ihrer Entwicklung dynamisch vorwärts.

Psychosoziale und psychohistorische Dimensionen depressiver Störungen

> *Kriege werden »begonnen durch die Einflüsterungen einer Handvoll zügelloser, kleingeistiger, armseliger, hungriger und verlotterter Heerführer ... In der Blüte ihres Lebens werden wohlgestalte, wohlerzogene, an Leib und Seele gesunde, stolze Männer wie Tiere zur Schlachtbank geführt und ohne Mitleid und Skrupel Pluto geopfert, abgestochen wie Schafe, dem Teufel zum Fraß, 40.000 auf einmal.«*
>
> Robert Burton

Der von mir verfolgte humanwissenschaftliche Ansatz der Depressionsforschung begreift diese seelischen Störungen nicht als Wirkung fehlerhafter Stoffwechselprozesse. Der Hintergrund, vor dem die depressive Symptomatik verstanden werden kann, ist nicht der biologische Untergrund menschlichen Seins. Depressionen als seelische Störungen können nicht auf körperliche Naturprozesse reduziert werden und von dort her ursächlich erklärt werden.

Der Körper und seine Stoffwechselprozesse sind vielmehr Teil eines ganzheitlichen Prozesses, dessen Tiefenstrukturen auf familiäre, gesellschaftliche und kulturelle Wirkungszusammenhänge verweisen.

Der Hintergrund, vor dem die individuelle Depression verstanden wird, ist der Prozess der Zivilisation, in den die Individuen eingebunden sind.

Die depressive Erkrankung ist Ausdruck der Wechselwirkung zwischen dem Individuum und der Welt, in die es hineingeboren wurde. Mutter, Vater, Verwandte, Nachbarn, Lehrer und andere Bezugspersonen als Objekte und Akteure einer vielschichtig strukturierten und gestörten Gesellschaft (Herrschaftsstrukturen)[24] bilden das psychophysische Milieu, aus dem heraus und in das zurückwirkend die einzelnen Menschen ihre mehr oder weniger mutigen, ihre mehr oder weniger depressiven Lebensentwürfe realisieren.

Auch Silvano Arieti, Professor der Psychiatrie am New York Medical College und Ausbildungsanalytiker am William Alanson White Institute, und Jules Bemporad, Psychiater und Direktor der Kinderabteilung am Massachusetts Mental Health Center der Harvard Medical School, stellen in ihrem aufschlussreichen Buch *Depression. Krankheitsbild, Entstehung, Dynamik und psychotherapeutische Behandlung* fest, dass wir bei der Beschäftigung mit psychiatrischen Zuständen soziokulturelle Faktoren in Betracht ziehen müssen. Politische, religiöse, wirtschaftliche, ernährungsspezifische oder weltanschauliche Faktoren müssen daraufhin untersucht werden, ob sie in ätiologischer Hinsicht für die jeweiligen Störungen wesentlich sind. In diesem Zusammenhang plädieren sie auch für die historische Erkundung psychiatrischer Zustände.[25]

Geschlechterspezifische Faktoren

> »Frauen – als Gruppe sowohl wie als Individuen – werden kaum
> weiterkommen, wenn sie nicht einen entscheidenden Entschluss fassen.
> Trotz ihrer sozialen Situation und allem, was vorausgegangen ist, müssen
> sie die Steuerung ihres Lebens, ihrer Ziele, ihrer Familie, ihrer Karriere
> und ihrer psychischen Probleme selbst übernehmen.«
>
> Gary Emery

Den Frauen unserer traditionell patriarchalischen Gesellschaften wird von Kindheit an suggeriert, sich selbst für schwach und unfähig zu halten. In schwierigeren Lebenssituationen werden Hilflosigkeit und Machtlosigkeit aktualisiert, anstatt eine Perspektive des Mutes und der Selbstbehauptung zu aktivieren. Das Gefühl, nicht mit den Menschen und Dingen fertig zu werden, das in der Kindheit sogar aufgrund objektiver Umstände entstanden sein mag, wird durch die aufkommende Depression zementiert. Manche Frauen konstruieren aus diesen Erlebniszusammenhängen heraus leicht durch ihre negativen Wahrnehmungsmuster Entwicklungshemmungen, die zuweilen größere Hindernisse gegen ihr Glück und ihren Erfolg bedeuten, als aktuell objektive Lebensschwierigkeiten.

In Verlauf der bisherigen Menschheitsgeschichte wurde den Frauen oftmals nur ein enger Rahmen zur Gestaltung ihres eigenen Lebens zugestanden. Relativ wenige Frauen hatten die Möglichkeit, sich selbst und ihre persönliche Auffassung von Glück und Lebenssinn zu verwirklichen. Die Frauen haben vielfach unter patriarchalischen Manipulationen und herrischem Missbrauch gelitten. In vielen Teilen unserer Welt ist dies auch heute noch so.

Als menschliche Wesen reagieren Frauen nicht anders als Männer. Dass sie öfter als Männer depressiv reagieren, kann aus dem Zusammenhang ihrer traditionell patriarchalischen Sozialisation verstanden werden. Auch die aktuellen Konflikte, die typischerweise zu depressiven Reaktionen führen, sind geschlechtsspezifisch. Männer werden noch immer eher an kritischen Punkten ihrer Karriere depressiv, während Frauen vermehrt in Ehekrisen, nach der Geburt eines Kindes oder dann, wenn die Kinder das Elternhaus verlassen, depressiv reagieren.

Die jahrhundertealte Diskriminierung der Frauen in patriarchalischen Gesellschaften schuf den Nährboden für die weite Verbreitung depressiver Erkrankungen bei Frauen. Die Benachteiligung der Frauen stellte sie ökonomisch und rechtlich unselbstständig und hilflos. Die erzwungene und erlernte Hilflosigkeit bringt verminderte Selbstbehauptung, niedrige Erwartungshaltungen und letztendlich Depressionen mit sich. Gelten in einer Gesellschaft Jungen mehr als Mädchen, dann fällt die Selbstachtung der Frauen entsprechend geringer aus. Hilflosigkeit, Abhängigkeit und Selbstentwertung sind wesentliche Strukturelemente depressiver Störungen.

Auch über kollektive Phantasien (Werbung, Fernsehen, Filme usw.) werden bis heute Muster und Konzepte von Frauen- und Männerrollen transportiert, die sich deprimierend auf die Beziehung der Geschlechter auswirken. In einer Welt, die die Frau in der Rolle des Objektes sieht, sie als krank, einfältig, naiv oder schließlich leichtlebig – nämlich als Dirne – betrachtet, ist es kein Wunder, wenn Frauen dann an ihrem Schicksal verzweifeln und eher als Männer dazu neigen, schwermütig zu werden.

Hinzu kommt die traditionell einseitige Ausrichtung der Frauen auf Liebe, Ehe und Familie. Während die Frau sich so in ihrem Selbstwertgefühl von ihrem Mann weitgehend abhängig macht und gemacht wird, bleibt dem Mann traditionell immer noch der Weg offen, sich über Beruf und Karriere zu bestätigen.

Wenn Mädchen von Kindheit an vermittelt wird, dass sie sich passiv und unterwürfig verhalten und bemüht sein sollen zu gefallen, dann machen sie sich weitestgehend abhängig, um von ihren Bezugspersonen und dem gesellschaftliche Umfeld angenommen und geschätzt zu werden. Wenn sie das Wohlwollen der anderen nicht erlangen oder verlieren, sind sie anfälliger für Depressionen.

Auch lassen es viele Frauen zu, als Sündenböcke missbraucht zu werden. Oftmals setzen sie unbewusst voraus, dass sie für alles verantwortlich sind, was auf der Welt passiert. Das ist ein nicht zu unterschätzender Anteil an depressiven Störungen. Frauen überschätzen ihre Verantwortlichkeit und unterschätzen zugleich ihre Fähigkeit, eine Situation zu meistern.

In patriarchalischen Gesellschaften müssen die Frauen ihren Kummer, ihren Zorn und ihre Enttäuschung verdrängen, die sie in ihrer entwerteten und untergeordneten Stellung erleben. Doch unbewusst revoltieren diese Frauen gegen ihre Diskriminierung. In ihren Depressionen bestrafen sie ihre Umwelt und die Männer für die ihnen angetanen Ungerechtigkeiten.

Aus der Diskriminierung der Frauen wachsen für Männer und Frauen gleichermaßen Probleme. Frauen, die im »männlichen Protest« gegen die Rollenzuschreibungen einer patriarchalischen Unkultur einzig depressiv aufbegehren, betreiben unbewusst den »Kampf der Geschlechter«. Frauen und Männer sind gleichermaßen gefordert, konstruktive Wege aus Herrschaftstraditionen heraus zu finden, innerhalb derer gegenseitige Hilfe der Geschlechter sabotiert wird und sich die Gefühle für eine personale Liebe zwischen Frau und Mann kaum entfalten können.

Das 20. Jahrhundert hat eine Wende eingeläutet. Die Erwartung, dass Ehe und Mutterschaft das einzig passende Ziel für eine junge Frau seien, ist – nicht zuletzt von den Frauen selbst – über Bord geworfen worden. Inzwischen wachsen in vielen Gesellschaften die Frauen in Räume weitgehender Befreiung hinein, die sie aber immer noch mit den alten patriarchalischen Gewohnheiten ihres Denkens, Fühlens und Verhaltens ausfüllen. »Halb Opfer, halb Mitschuldige«, kommentierte Jean-Paul Sartre in einem Gespräch mit Simone de Beauvoir die Situation der Frauen in unserer Zeit.

Die gesellschaftlichen Bedingungen, die Frauen so besonders anfällig für Depressionen machen, werden inzwischen verändert. Doch ungeachtet der Veränderungen in Kultur,

Gesellschaft und Wirtschaft und auf der Verhaltensebene von Männern und Frauen sind die alten patriarchalischen Muster und Konstrukte weiter wirksam. Das Unbewusste heutiger Frauen enthält oft noch viele Spuren der alten patriarchalischen Vorstellungen ihrer Groß- und Urgroßmütter. Und auch das Unbewusste heutiger Männer enthält noch oft viele Spuren der patriarchalischen Vorstellungen ihrer Groß- und Urgroßväter. Diese inneren Konfliktpotentiale von Frauen und Männern wirken sich sehr häufig als Störfaktoren in aktuellen Beziehungen zwischen Liebenden aus.

Aber auch die aktuelle Emanzipation der Frauen erzeugt neue Konfliktsituationen, in denen sich viele – mit Grund – überfordert fühlen. Viele Berufe, die Frauen ausüben, nicht zuletzt auch der der Hausfrau, bringen geringes soziales Ansehen mit sich. Daran hat sich bis heute nicht viel geändert. Unsere Gesellschaften sind nach wie vor extrem status- und leistungsorientiert. Berufliche Erfolge sind mit die verbreitetste Möglichkeit, Selbstachtung aufzubauen. Frauen, die weniger in einen Beruf investieren, sind in Situationen krisenhafter mitmenschlicher Beziehungen (Scheidung, Veränderungen im sozialen Umfeld usw.) schneller anfällig für Depressionen. Im Gegensatz zu Männern können sie sich nicht so intensiv auf eine Karriere zurückziehen. Viele Frauen finden sich in Randpositionen wieder. Viele fühlen sich – z. B. als allein erziehende Mütter – überlastet. Gesellschaftlich ist der Druck hoch, eine Karriere anzustreben und aufzubauen, und gleichzeitig ist da der eigene Wunsch und die gesellschaftliche Anforderung, Kinder zu bekommen, eine Familie zu gründen und traditionelle Anteile der Frauenrolle zu integrieren. Viele Frauen erleben sich in einer Zwickmühle, in der sie nicht gewinnen können. Was sie auch immer tun: sie verlieren.

Aber eine zu einseitige Karriereorientiertheit kann ebenfalls zu schweren Enttäuschungen und depressiven Reaktionen führen. Das erfahren neuerdings auch Karrierefrauen zur Genüge.

Deprimierender Zeitgeist

>»Die Optimisten glauben,
>dass wir in der besten aller möglichen Welten leben –
>und die Pessimisten befürchten,
>dass das stimmt.«
>
>Branch Cabell

Depressionen sind nicht lediglich ein Privatschicksal. Sie entstehen aus gesellschaftlichen Zusammenhängen heraus und sie wirken auf diese zurück. Depressionen wurzeln in der Gesamtbeschaffenheit unserer Lebensbedingungen.

An depressiven Störungen leidende Menschen stellen oft die Frage nach dem Sinn des Lebens – und finden keine rechte Antwort. Diese Orientierungslosigkeit stellt sich ein, wenn das Dasein als sinnlos erscheint und keine tragfähige Antwort auf die Sinnfrage gefunden wird. Wie aber sollten diese Menschen ihren Lebenssinn finden und verwirklichen, wenn die sie umgebende Kultur auf die niederen Werte der Macht, des Geldes, des Prestiges und der egoistischen Selbstbehauptung ausgerichtet ist?

Historiker haben die Geschichte der Menschheit nach diversen politischen, chronologischen, wirtschaftlichen, geistigen usw. Epochen eingeteilt. Eine Psychohistorie, die Zeiten in mehr oder weniger deprimierende, mehr oder weniger freudige Abschnitte gliedert, ist erst noch zu schreiben. Es wäre mit Sicherheit aufschlussreich, gesellschaftliche Modi der Konfliktverarbeitung aufzuzeigen. Vielleicht unterliegen wir auch kollektiven Wiederholungszwängen. Vielleicht könnten wir uns salutogenetisch durch das Studium der Psychohistorie zu konstruktiveren Modi der Konfliktverarbeitung inspirieren lassen? Gesellschaften sind je auf bestimmte Ideen und Wertvorstellungen eingestimmt, die dann ihrerseits Gefühlen, Ideen und Handlungen den Weg bereiten oder auch verstellen. Welche Zusammenhänge bestehen zwischen gesellschaftlichen Herausforderungen, Katastrophen, Umbrüchen usw. und dem Vorkommen der Depressionen?

Auch Gesellschaften verdrängen ganze Bereiche ihrer Wirklichkeit. So wurde beispielsweise zu bundesrepublikanischen Wirtschaftswunderzeiten die nationalsozialistische Vergangenheit weitgehend verleugnet. Unter anderen Vorzeichen war dies auch in der DDR der Fall. Persönliche und kollektive Konfliktpotenziale multiplizieren sich nicht selten. Der Einzelne wächst in eine Gesellschaft hinein, die ihn lehrt, vielen Dingen keine Beachtung zu schenken. Wesentliche Gesellschaftsbereiche werden verschleiert. Durch die selektive Nichtbeachtung der wirklichen Bedeutung prägender Gesellschaftserfahrungen baut sich unbearbeitetes, unbewusstes Konfliktpotenzial auf. Zuweilen wird – wie in Kriegen üblich – unfairen und unmenschlichen Praktiken der Anschein der Legalität und Legitimität verliehen. Die Indoktrination mit einseitigen Ideologien ohne jedes Infragestellen und ohne jedes Forschen nach dem Beweismaterial, auf dem sie angeblich basieren, bekräftigt diese psychosozialen Erblindungsprozesse.

Auch das Christentum hat in diesem Sinne schon oft als Ideologie hergehalten. Aus römisch-sadistischen Herrschaftszusammenhängen entstanden, transportiert die Leidensgeschichte Christi über die Jahrtausende im Kern das Modell eines passiven, masochistischen, tendenziell deprimierenden Modus' der Konfliktverarbeitung. Als Überbau des Leidens erzeugt es immer wieder das Modell des Leidens. Dieser Gefühlszustand wird noch verschärft durch das Denken deprimierender Vorstellungen von Sünde, Schuld, Verdammnis, Strafe und Nichtswürdigkeit.

Bestimmend für den Einzelnen bei der Vermittlung gesellschaftlicher Modi der Konfliktverarbeitung sind die Bezugspersonen in Kindheit und Jugend. Psychosoziale Einwirkungen treffen das Kind anfangs nur mittelbar über seine Eltern. Deren Einstellung zu den Werten und Wirkungszusammenhängen der Gesellschaft ist ausschlaggebend. Wie bewerten die Eltern die Gesellschaft, deren Autoritäten, die Leistungsanforderungen, die Sexualmoral, die Weltanschauungen usw.? Als Mitglieder einer Gemeinschaft, einer Kultur, einer Gesellschaftsklasse oder einer herrschenden Ideologie sind die Eltern aber zugleich Teil der Gesellschaft, deren Anforderungen sie dem Kind übermitteln. Die Kritik von Fehlhaltungen der Eltern dem Kinde gegenüber beinhaltet damit immer auch ein Stück Gesellschaftskritik.

Unsere Welt, die nicht wirklich vom Ethos der Mitmenschlichkeit, der Lebensfreude und der Solidarität bestimmt wird, ist eine traurige Welt. In ihr verfallen viele Menschen in Depressionen, weil der Zeitgeist selbst nicht humorvoll, mutig, heiter und lebensgläubig ist. Die Depressionen der Individuen zeigen wie in einem Mikroskop die kollektive Depression des Zeitgeistes und der Kultur.

Aus der Psychotherapie wissen wir, dass viele Emotionen, Verhaltensweisen, Gedanken und Denkgewohnheiten in der Kindheit von den Mitgliedern der eigenen Familie übernommen werden. Die Auswertung der Psychodynamik dieser Familien zeigt uns zugleich, dass sie Agenten der Kultur sind, der sie angehören. Über seine Herkunftsfamilie hinaus eignet sich der einzelne Mensch Gedanken und Gedankensysteme von vielen anderen Menschen seines soziokulturellen Milieus und der in ihm wirkenden gesellschaftlichen Institutionen und Medien an.

Wir können davon ausgehen, das die Behandlung der Depressionspatienten erst dann der weiter oben aufgezeigten Verbreitung dieser seelischen Störungen gerecht werden und einen wirklich heilenden Aufschwung nehmen wird, wenn die Ideale der Selbstverwirklichung, der gegenseitigen Hilfe, der Gleichwertigkeit der Geschlechter, der Erziehung zu Lebens- und Liebesbejahung der Vernunft weltweit tiefer im Bewusstsein der Gesellschaften und ihrer Menschen verankert werden. Die enorme Verbreitung der Depressionen ist offenbar der Ausdruck einer weltweit zugespitzten Konfliktsituation. Wir alle sind aufgefordert, uns mit den Inhalten dieser Konflikte zu befassen, sie als Herausforderungen unserer Zeit anzuerkennen. Wir sind auch aufgefordert, jenseits der depressiven (masochistischen) und destruktiv-aggressiven (sadistischen) Modi internationaler Konfliktverarbeitung wirklich humane Antworten auf die Anforderungen unserer Zeit zu praktizieren.

Psychotherapie können wir als soziokulturelle Basisarbeit für eine zukunftsfähige, ökologisch fundierte Bildungs- und Kulturgesellschaft beschreiben. Wirklich sinnvolle und konstruktive Politik im Inneren unserer Gesellschaften und zwischen den Völkern unserer Erde wäre eine der wirksamsten psychohygienischen Maßnahmen unserer Zeit.

Heute ist die Depression als kulturelle Erscheinung mit dem Verlust der traditionellen, nicht mehr tragfähigen Werte vergangener Jahrhunderte und dem wiederholten Scheitern unserer Versuche, die alten Werte durch neue zu ersetzen, verknüpft. Wir werden kollektiv-depressive Zustände nur dann verbessern, wenn wir trotz aller Rückschläge wirklich tragfähige Modelle unserer Zukunftsgestaltung schaffen und sie verwirklichen.

Psychotherapie depressiver Störungen

> »Über Stiere zu reden ist etwas anderes,
> als in der Arena zu stehen«
> Spanisches Sprichwort

Gesundheitsexperten

Ein Mensch fragt: »Wo geht es hier zum Bahnhof?«
Es antwortet ...
der Gesprächstherapeut: »Sie wissen nicht, wo der Bahnhof ist und das macht Sie nicht nur traurig, sondern auch ein Stück weit wütend.«
der Tiefenpsychologe: »Sie wollen verreisen?«
der Psychoanalytiker: »Sie meinen dieses lange dunkle Gebäude, wo die Züge immer rein und raus, rein und raus ... fahren?«
der Sozialarbeiter: »Keine Ahnung, aber ich fahre Sie schnell hin.«
der Sozialpädagoge: »Ich weiß nicht, aber es ist gut, dass wir darüber reden können.«
der Verhaltenstherapeut: »Heben Sie den rechten Fuß, schieben Sie ihn vor, setzen Sie ihn jetzt auf. Sehr gut, hier haben Sie einen Bonbon.«
der Psychiater: »Bahnhof? Zugfahren? Welche Klasse?«
der Neurologe: »Sie haben also die Orientierung verloren. Passiert Ihnen das öfter?«
der Familientherapeut: »Was glauben Sie, denkt ihre Schwester, was ihre Eltern fühlen, wenn die hören, dass Sie zum Bahnhof wollen?«

der systemische Therapeut: »Stellen Sie sich vor: plötzlich geschieht ein Wunder und Sie sind am Bahnhof. Was ist anders dadurch?«

der Psychodramatherapeut: »Zum Bahnhof. Fein. Das spielen wir mal durch. Geben Sie mir Ihren Hut, ich gebe Ihnen meine Jacke und dann ...«

der humanistische Therapeut: »Wenn Du da wirklich hinwillst, wirst Du den Weg auch finden.«

der Reinkarnationstherapeut: »Geh in Gedanken zurück bis vor Deine Geburt, und weiter zurück bis in die Zeit vor diesem Leben, in dem Du nach dem Weg zum Bahnhof fragst: welches Karma lässt Dich immer wieder auf die Hilfe anderer Leute angewiesen sein?«

der Gestalttherapeut: »Du, lass das voll zu, dass Du zum Bahnhof willst!«

der Transaktionsanalytiker: »Aus welchem Ist-Zustand heraus fragen Sie mich das gerade?«

der Pädagoge: »Ich weiß natürlich, wo der Bahnhof ist, aber ich denke, dass es besser für Dich ist, wenn Du es selbst herausfindest.«

der Provokativtherapeut: »Wo der Bahnhof ist? Ich wette, da kommen Sie nie drauf!«

Der Schein trügt. Die Vielzahl der Gesundheitsexperten bedeutet in einer konkreten Notlage noch lange nicht, dass immer auch gleich fachkundige Hilfe bereitsteht. An depressiven Störungen leidende Menschen müssen oft lange auf eine angemessene Versorgung warten.

Psychisch Kranke müssen oft lange auf eine Behandlung warten

Der Bundesverband der Vertragspsychotherapeuten e.V. (bvvp) stellte 2001 in einer Pressemitteilung fest, dass nach wie vor in Deutschland – auch in so genannten überversorgten (gesperrten) Gebieten – unzweifelhaft noch psychotherapeutische Unterversorgung besteht. Insgesamt würden circa 65% der behandlungsbedürftigen und -motivierten Patienten keinen Therapieplatz finden.

Oft wenden sich depressiv erkrankte Menschen nicht direkt an einen Psychotherapeuten. Sie suchen zunächst Hilfe bei Verwandten, Freunden, Bekannten usw. Doch diese sind in aller Regel schnell überfordert. Vor allem LebensgefährtInnen depressiver Menschen werden hart geprüft. Es ist also dringend anzuraten, möglichst schnell fachkundige und professionelle Hilfe in Anspruch zu nehmen. Bei somatischen Symptomen sollte mit Hilfe des Hausarztes und durch Fachärzte abgeklärt werden, ob organische Krankheitsursachen vorliegen. Wenn sich eine depressive Verstimmung ankündigt, sollte von Anfang an auch ein Psychotherapeut konsultiert werden.

Hausärzte sind in der psychosomatischen und psychotherapeutischen Grundversorgung oft nicht ausreichend qualifiziert und erkennen Depressionen häufig nicht als solche. Schätzungsweise jeder neunte Patient in der Praxis eines Hausarztes leidet an Depressionen, aber bei fast der Hälfte der Fälle wird dies nicht erkannt.[26] Übersehen werden depressive Störungen oft bei älteren Menschen oder bei Personen mit so genannten »smiling depressions« (»lächelnde Depressionen«, Depressionen, die nicht als solche erkannt werden, weil die Betroffenen sich die Symptome nicht anmerken lassen bzw. sie überspielen).

Depressionen werden vielfach nicht erkannt – oder unzureichend behandelt. Nicht selten meinen psychotherapeutisch nicht qualifizierte Ärzte, Depressionen einzig mit Arzneimitteln behandeln zu können. Hier gibt es eine große Dunkelziffer an Fehlbehandlungen, die nicht selten über die depressive Ersterkrankung hinaus über Medikamentenabhängigkeit zu weiteren Störungen führen.

Der Brief einer an Depressionen leidenden Frau gibt einen Einblick in die Schwierigkeiten, die sich auf der Suche nach einer qualifizierten Psychotherapie auftun können:

Ich bin 27 Jahre alt, und leider leide ich an Depressionen. – Wahrscheinlich schon seit langer Zeit. Herausgefunden wurde es nur, da ich starke körperliche Beschwerden hatte, Magenschmerzen und starke Darmkoliken. Alle Untersuchungen ergaben jedoch, dass ich organisch gesund bin.

Zu meinem Hausarzt hatte ich Vertrauen, und er war auch bereit, sich die Zeit zu nehmen, mit mir zu reden. Leider ist er der Meinung, dass er mir nicht helfen kann, da er mir keine Psychotherapie anbieten kann. Er kennt aber auch keinen Therapeuten, zu dem er mich schicken könnte. Also bekomme ich hier leider keine Hilfe.

Ich kämpfe wirklich sehr! Es gibt Tage, da denke ich, ich habe es geschafft, und dann kommt wieder ein »Anfall«. Man ist so völlig wertlos. Man kann nur weinen, und es ist, als ob die Seele aus dem Körper herausbrechen will.

Ich würde es gerne alleine schaffen, herauszukommen aus dieser Depression, aber da ist die Angst, das nicht zu schaffen. Es ist, als ob sich etwas gegen mich verschworen hat. Ich versuche, positiv zu denken, schönen Hobbys nachzugehen, aber immer wieder kommen Ängste, Zweifel.

Ich erwarte nicht, glücklich zu sein, aber immer diese innere Traurigkeit, die macht die Tage oft so schwer. Wenn nur nicht diese »Anfälle« kämen! Leider treten sie mindestens einmal in der Woche auf. Ich bin dann völlig erschöpft danach.

Leider ist meine körperliche Verfassung nicht gut. So fühle ich mich schlecht, und das erschwert den Kampf sehr!
Leider können meine Eltern und mein Bruder mir nicht helfen. Sie sind mit der Krankheit überfordert. Meine Freundin hilft mir sehr. Wir führen viele lange Gespräche, die mir immer sehr helfen. Aber leider kommen trotzdem die Anfälle, was ich nicht verstehe.
Ich wünschte, mein Hausarzt könnte mir helfen, denn ihm vertraue ich. Jedoch hat er sich leider, leider »zurückgezogen«. Wahrscheinlich nerve ich ihn, da ich so oft in seine Praxis gegangen bin.
Das trifft mich auch sehr!
Depressionen, das ist eine furchtbare Krankheit!
Alle ziehen sich zurück, und man hat das Gefühl, an dieser Krankheit schuld zu sein.

Folgende Anekdote ist leider nicht nur ein Gerücht, das in Fachkreisen verbreitet wird. Während einer Fachtagung zur Behandlung depressiver Störungen wurde beklagt, dass larvierte depressive Störungen im Schnitt erst nach sieben Jahren diverser haus- und fachärztlicher, ambulanter und stationärer Untersuchungen diagnostiziert würden. Da stand ein Gesundheitsexperte auf, widersprach und stellte richtig: nach einer neuesten Untersuchung stehe fest, dass es nur sechs Jahre seien.

Aber auch seitens der PatientInnen wird eine psychotherapeutische Behandlung oftmals abgelehnt oder verschleppt. Nicht zuletzt stehen noch immer eine lange Reihe unvernünftiger Vorurteile einer zügigen und angemessenen Behandlung entgegen. In unserer Gesellschaft wird die Einschätzung von seelischen Störungen und psychotherapeutischen Behandlungen nach wie vor von vielen Tabus und Informationslücken bestimmt. Weit verbreitet ist der (Aber-)Glaube, psychische Störungen seien vererbt. Auch ist es immer noch verpönt, Lebensschwierigkeiten und seelische Probleme offen anzusprechen – dies gilt insbesondere für Männer. Frauen gesteht

»man« eher »Schwächen« zu. Wer seine Schwächen zeigt, läuft Gefahr, ausgegrenzt zu werden. Weit verbreitet ist ein einzelkämpferisches Stärkeideal, wonach man mit seinen Problemen eben selbst fertig werden müsse. Dies kommt auch in dem oben zitierten Brief der 27-jährigen Frau zum Ausdruck.

Diese volkstümlichen Meinungen spiegeln die herrschende Mentalität der Industriegesellschaften wider. Ursula Nuber berichtet:

»Als während des amerikanischen Präsidentschaftswahlkampfes von 1972 bekannt wurde, dass Thomas Eagleton, der demokratische Bewerber um das Amt des Vizepräsidenten, wegen Depressionen in psychiatrischer Behandlung war, beschäftigte auch das die Öffentlichkeit sehr. So sehr, dass Eagleton, obwohl längst genesen, wegen dieser Krankengeschichte seine Kandidatur zurückziehen musste.«[27]

Inzwischen hat sich in der öffentlichen Meinung einiges zum Besseren, d.h. zum Sachkundigeren und Verständnisvolleren, verändert. Das Wissen um seelische Störungen und psychotherapeutische Behandlungsmöglichkeiten hat sich weiter verbreitet. Aber im machtpolitischen Ernstfall würde der politische Gegner auch heute noch versuchen, aus den vermeintlichen Schwächen des Kontrahenten Kapital zu schlagen.

Betrachten wir weiterhin den Umstand, dass die Wartezeit auf ein diagnostisches Erstgespräch durchaus bis zu zwei Monate betragen kann und die Wartezeit auf einen Therapieplatz momentan bis zu fünf Monate beträgt, dann erkennen wir, vor welchen Problemen ein depressiver Patient steht. Bei depressiven Menschen, die ohnehin Antriebsprobleme haben, können derartige Schwierigkeiten schnell zu einer völligen Resignation und damit zu einem Sieg der Krankheit über den Menschen führen. Viele PsychotherapeutInnen haben einen so starken Zulauf an PatientInnen, dass eine Behandlung oft erst nach längeren Wartezeiten möglich ist.

Haben Sie die Vermutung, an depressiven Störungen zu leiden? Sagt Ihnen Ihr Partner oder Ihre Partnerin, dass Sie depressiv seien? Wollen Sie neue Wege suchen, um aus Ihrer

Depression aufzubrechen? Sind Sie auf der Suche nach einer Psychotherapie?[28]

Dann lassen Sie sich von den Schwierigkeiten, die bei der Suche nach einer geeigneten Psychotherapie auftreten, nicht einschüchtern. Die erfolgreiche Suche einer qualifizierten Psychotherapie ist bereits ein Drittel Ihres Weges aus der Depression. Das zweite Drittel macht die Psychotherapie selbst aus. Das dritte Drittel gewinnen Sie, wenn sie nach der Psychotherapie ihre Selbsttherapie sinnvoll weiterführen. Wer es schafft, aus seinen Depressionen heraus wirklich psychotherapeutisch zu arbeiten, hat sich bereits einen guten Teil seiner psychischen Gesundheit erschlossen. Psychotherapie ist bereits eine Alternative zum depressiven Modus der Konfliktverarbeitung. Statt dass Sie sich in der Depression verlieren, erarbeiten Sie sich im Kontakt mit ihrer Psychotherapeutin oder ihrem Psychotherapeuten neue Wege zur sinnvollen Lebensgestaltung, zur heilenden Ganzwerdung und zur mitmenschlichen Selbstverwirklichung.

Vom Symptom zur ganzheitlichen Erkenntnis

> *»Und was ist der Grund all dieser Verwirrung:*
> *die fehlende Selbsterkenntnis.«*
> Robert Burton

Menschen in ihren depressiven Störungen sind bewusst und unbewusst auf Teile ihres Lebensganzen fixiert. In der depressiven Reaktion brechen bisherige Lebenssinnstrukturen zusammen (Dekompensation). Das Leben wird als sinnlos erlebt. An depressiven Störungen leidende Menschen stellen sich und ihren TherapeutInnen oft die Frage: »Was ist denn der Sinn des Lebens? Wozu all die Qualen?«

An depressiven Störungen leidende Menschen erleben sich und ihre Umwelt nicht selten als Chaos und ungeordneten melancholischen Trümmerhaufen. Sie haben nicht die Kraft, sich aus einem gesunden Selbstwertgefühl heraus die Ordnungen unserer Welt zu erschließen und ihre persönliche Welt in diesen Zusammenhängen zu ordnen.

Depressiv erkrankte Menschen sind fixiert auf ihre Ängste, auf ihre Schuldgefühle, auf ihre körperlichen Beschwerden, auf ihre Hemmungen, auf ihre Minderwertigkeitskomplexe, auf ihre Misserfolge usw. Sie bohren sich in das schwarze Loch ihrer Selbstentwertung hinein. Sie gehen in ihren seelischen und körperlichen Schmerzen auf. Sie denken nur noch an ihre Arzneimittel. Sie vertiefen sich in das Erlebnis ihrer Symptome. Am Ende sind sie ihnen verfallen.

Für eine gelingende Psychotherapie depressiver Störungen ist es von nachhaltiger Bedeutung, ob wir mit dem Patienten zusammen alte Lebenssinnstrukturen rekonstruieren und neue Sinndimensionen erschließen können.

Ein erster wichtiger Schritt aus dem Dunkel depressiver Wirrnis heraus ist die Erkenntnis, dass die Depression selbst sinnvoll ist. Erschöpfungsdepressionen beispielsweise sind eine nachvollziehbare Reaktion auf äußerst belastende Lebensereignisse. Die Depression, stellt Ursula Nuber fest, »setzt einen Menschen schachmatt, wenn er keine Kraft mehr zum Kämpfen hat, sie zwingt ihn zum Innehalten. Wer sich mit Beruhigungsmitteln oder guten Worten abspeisen lässt, wer sich lieber hinter körperlichen Symptomen versteckt, erkennt nicht die Chance, die in diesem Innehalten liegt. Wer allerdings die Depression als lebensrettende Krise begreift und das vorhandene Wissen über diese Krankheit für sich nutzt, dem wird es gelingen, aus der Depression wieder ins Leben zurückzufinden.«

Die Depression ist eine stark emotionale Reaktion, in der die PatientInnen sehr intensiv zum Ausdruck bringen, dass sie seelisch in eine Sackgasse geraten sind. Die tiefe Emotionalität depressiver Menschen lässt an einen Tiefseetaucher denken – der ohne Sauerstoffgerät abtaucht. Um im Bild zu bleiben: die Psychotherapie wäre dann ein gemeinsames Tiefseetauchen – mit Sauerstoffgeräten.

Die Depression ist eine seelische Störung, die den besten und klügsten Menschen zustoßen kann. Sie ist die Auswirkung einer spezifischen Sozialisation und einer unbewussten Lebenseinstellung. Alternative Weisen, auf Konflikte zu reagieren, können erschlossen werden. Das Leiden kann eine Schule zu einem tieferen und weiteren Lebensverständnis werden. Über eine Psychotherapie werden nicht selten depressiv erkrankte Menschen wieder aktiv und froh. Sie überwinden ihren Pessimismus, ihren Kleinmut, ihre Ichhaftigkeit und erschließen sich flexiblere Modi der Konfliktverarbeitung.

Folgende Arbeitsweise (psychotherapeutische Methode) ist sehr hilfreich. Wir geben dem jeweiligen Symptom (Ängste, somatische Beschwerden, Schuldgefühle usw.) Raum, wodurch sich die PatientInnen ernst und angenommen fühlen. Im Symptom bringen die Patientinnen die Psychodynamik ihrer Konfliktreaktion zum Ausdruck. Wie können wir vom Symptom ausgehend die Psychodynamik verstehen?

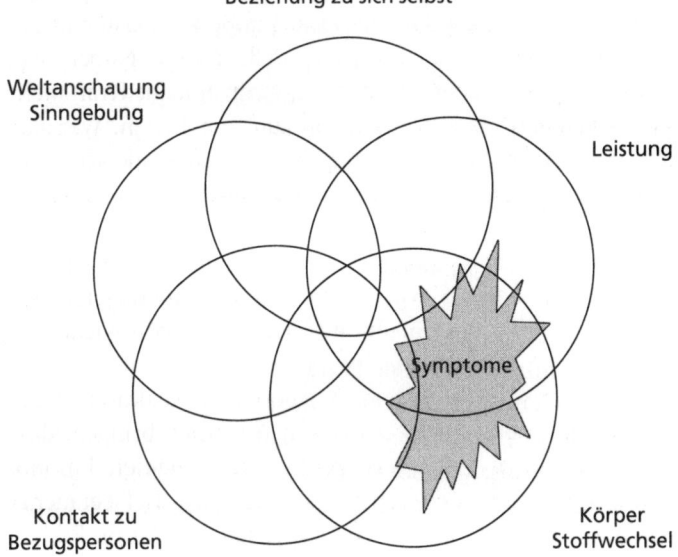

Vom Symptom zum Konflikt

Depressionen als komplexe Reaktionen und Symptome im einzelnen erweisen sich als Antworten auf Konflikte. Wir erschließen uns diese Konflikte, indem wir der goldenen Regel der Psychoanalyse folgen: Alles, was den PatientInnen in den Sinn kommt, was sie somatisch, seelisch, geistig erleben, beziehen wir in die Zusammenhangsbetrachtungen ein. Nichts scheinbar Unwichtiges, Peinliches, Kleinliches, Nebensächliches usw. wird außer Acht gelassen.

So erkunden wir den inneren Zusammenhang des Seelenlebens des depressiven Menschen. Dabei achten wir nicht nur auf konflikthaftes Erleben, sondern auch auf die Inhalte der Konflikte. Diese Zusammenhangsbetrachtung ist Bewusstmachung bisher unverstandener seelischer Erlebnisse. Dieser Weg vom Symptom zur seelischen Zusammenhangsbetrachtung führt auch in die Beschreibung und Analyse lebensgeschichtlicher Zusammenhänge hinein.

Die PatientInnen können auf diese Weise ihre Symptome akzeptieren lernen. Ja noch mehr: wir machen die Symptome zu unseren Mitarbeitern. Immer wenn sich Symptome einstellen, befragen wir sie auf ihren Reaktionszusammenhang hin. Über die Symptome finden wir den Weg zu den Konflikten. Indem wir uns die Konflikte inhaltlich und psychodynamisch bewusst machen, kommen wir in die Lage, auf diese Konflikte flexibler zu reagieren. Wir erschließen uns einerseits lebensgeschichtlich bereits vorhandene, aber unterentwickelte alternative Reaktionsweisen – unser eigenes heilendes Potential. Andererseits öffnen wir uns über das bisher Verinnerlichte hinaus für weitere Spielarten menschlicher Antworten auf Konflikte und Anforderungen des Lebens.

Unser Alltag enthält eine Fülle scheinbar banaler, unwichtiger Situationen, in denen sich depressives Verhalten manifestiert. Über diese Erlebnisse gelangen wir zu vermehrter Selbsterkenntnis. Wenn wir in diesem Sinn erst einmal achtsam werden, lässt sich nach und nach ändern, was uns bisher depressiv und unglücklich hat werden lassen.

Die Balance des Lebens neu gewinnen

> »Jeder Tag bringt Freude und Leid.
> Auch aus Steinen,
> die in den Weg gelegt werden,
> kann man Schönes bauen.«
>
> Johann Wolfgang von Goethe

Ängste, Phobien und Depressionen deuten darauf hin, dass ein Mensch sein Gleichgewicht im Leben verloren hat. Phobien sind seelische Störungen, in denen sich die Angst auf ein konkretes Objekt bezieht – bestimmte Gegenstände, Tiere, Krankheiten, Autoritätspersonen oder Orte usw. Doch diese Objekte sind nicht wirklich die Ursache der oftmals abgrundtiefen Ängste. Durch Konfliktverschiebung wird der wirklich bestimmende seelische Konflikt verschleiert.

Ängste werden in vier Lebensbereichen erlebt:

Vitale Ängste betreffen das Körper-Ich-Gefühl. *Versagensängste* beziehen sich auf Leistungsanforderungen. *Soziale Ängste* wirken sich im Bereich mitmenschlicher Kontakte aus. *Existenzielle Ängste* deuten auf das Scheitern bisheriger Lebenskonzepte und Hoffnungslosigkeit hinsichtlich einer neuen Lebensorientierung hin.

Das Balancemodell der Positiven Psychotherapie nach Nossrat Peseschkian

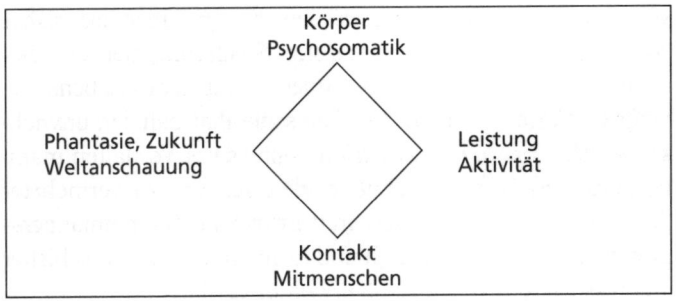

Psychosomatik – der Körper als Mitarbeiter

Viele depressiv gestörte Menschen zeigen auch psychosomatische Störungen. Diese können langfristig zu Organläsionen führen. Daher muss man in der Depression sorgfältig den körperlichen Zustand abklären. Hier ist eine enge Zusammenarbeit mit den Körpermedizinern angesagt.

Werden manifeste körperliche Schäden diagnostiziert, dann ist eine Kombination aus körpermedizinischer und psychotherapeutischer Behandlung notwendig. Physikalische, physiologische, chemische und seelische Maßnahmen ergänzen sich in einer ganzheitlichen Heilbehandlung.

Oftmals werden bei depressiven PatientInnen trotz erheblicher körperlicher Beschwerden keine körpermedizinischen Befunde diagnostiziert. Die PatientInnen leiden zwar sehr an Kopf-, Nacken-, Rücken-, Herz-, Zahn- und Gelenkschmerzen, an Tinnitus, Haarausfall, Verdauungsbeschwerden, Ess- und Schlafstörungen – aber eine körperliche Ursache kann trotz intensivster ärztlicher Untersuchungen nicht gefunden werden.

In der Psychotherapie machen wir die psychosomatischen Störungen zu Mitarbeitern. Der Patient erlebt seine körperlichen Störungen in aller Regel als lästige Behinderung und schmerzhafte Beeinträchtigung. In der Psychotherapie stellen wir eine positive Beziehung zu den körperlichen Symptomen her.

Bereits Alfred Adler hatte erkannt, dass psychosomatische Störungen Mitteilungscharakter haben. Er prägte den Begriff »Organdialekt«. Unsere körperlichen Symptome teilen uns etwas mit, verweisen auf anderes, sind Ausdruck einer individuellen Lebenssituation. Doch diesen in der Herkunftsfamilie eingeübten Organdialekt verstehen die PatientInnen oftmals selbst nicht. PsychotherapeutInnen sind dann als Dolmetscher im Dialog des Körpers mit der Seele gefordert.

Wir gehen vom unmittelbaren Erlebnis der psychosomatischen Symptome aus. Wir lassen es auf uns wirken und gehen den Assoziationen nach, die dieses Erlebnis in uns weckt. In aller Regel ist dieser »Organdialekt« eingebunden in volkstümliche Redewendungen: »ihm ist eine Laus über die Leber gelaufen«; »Kummerspeck«; »etwas in sich hineinfressen«; »es verschlägt uns den Atem«; »vom Schicksal gebeugt«; »sein Rückgrat ist gebrochen«; »mir kocht das Blut«; »Schiss haben«; »sich in die Hose machen«; »verschnupft sein«; »sprachlos sein«; »sich grün und gelb ärgern«; »gelb vor Neid«; »sich die Haare raufen«, »Haare lassen«; »aufgekratzt sein«; »sich in seiner Haut nicht wohl fühlen«; »etwas auf dem Herzen haben«; »da bleibt mir das Herz stehen«; »unter Druck stehen«, »vor Wut platzen können«; »sich den Kopf zerbrechen«; »mir platzt der Kopf«; »etwas liegt mir schwer im Magen«; »sauer reagieren«; »keinen Fuß mehr vor den anderen kriegen«; »den Boden unter den Füssen verlieren«; »nicht zu Potte kommen«; »ein Korinthenkacker sein«; »vor Angst zittern«; »halsstarrig sein«; »kniefällig werden«; »den Hals nicht voll bekommen«; »ihm steht das Wasser bis zum Halse«; »ein gutes Gewissen ist ein sanftes Ruhekissen«; »wie vom Blitz aus heiterem Himmel getroffen werden«; »es haut mich um«; »es ist zum Kotzen«; »mir bleibt der Kloß im Halse stecken«; »Schwarzseher sein«; »mir vergeht Hören und Sehen«; »ein Schlappschwanz sein«; »unter die Räder kommen«; »sich verpissen«; »jemandem die Zähne zeigen«; »sich durchbeißen« usw.

Auf diese Weise führt uns das psychosomatische Symptom zum Konflikt. Wir erschließen uns die Situation, aus der heraus wir im psychosomatischen Modus der Konfliktverarbeitung reagieren. So wird das Symptom nach und nach zum Konfliktmelder. Wird es erlebt – und sei es nur ansatzweise – treten wir in den Dialog mit ihm ein. So können wir erfahren, dass und in welcher aktuellen Konfliktsituation wir uns bewegen. So erlangen wir mehr und mehr Abstand zum Symptom und zu den auslösenden Konflikten. Wir gehen den Weg vom Erleiden über das bewusste Erleben hin zum reflektierenden Verstehen.

Beziehungen –
der Mitmensch als Freund und Helfer

*»Ein Leben ohne Feste ist wie
eine weite Reise ohne Gasthaus.«*
Demokrit

Der Prophet und die langen Löffel
Ein Rechtgläubiger kam zum Propheten Elias. Ihn bewegte die Frage nach Hölle und Himmel, wollte er doch seinen Lebensweg danach gestalten. »Wo ist die Hölle – wo ist der Himmel?« Mit diesen Worten näherte er sich dem Propheten, doch Elias antwortete nicht. Er nahm den Fragesteller bei der Hand und führte ihn durch dunkle Gassen in einen Palast. Durch ein Eisenportal betraten sie einen großen Saal. Dort drängten sich viele Menschen, arme und reiche, in Lumpen gehüllte, mit Edelsteinen geschmückte. In der Mitte des Saales stand auf offenem Feuer ein großer Topf voll brodelnder Suppe, die im Orient Asch heißt. Der Eintopf verbreitete einen angenehmen Duft im Raum. Um den Topf herum drängten sich hohlwangige und tiefäugige Menschen, von denen jeder versuchte, sich seinen Teil Suppe zu sichern. Der Begleiter des Propheten Elias staunte, denn die Löffel, von denen jeder dieser Menschen einen trug, waren so groß wie sie selbst. Nur ganz hinten hatte der Stiel des Löffels einen hölzernen Griff. Der übrige Löffel, dessen Inhalt einen Menschen hätte sättigen können, war aus Eisen und durch die Suppe glühend heiß. Gierig stocherten die Hungrigen im Eintopf herum. Jeder wollte seinen Teil, doch keiner bekam ihn. Mit Mühe hoben sie ihren schweren Löffel aus der Suppe, da dieser aber zu lang war, bekam ihn auch der Stärkste nicht in den Mund. Gar zu Vorwitzige verbrannten sich Arme und Gesicht oder schütteten in ihrem gierigen Eifer die Suppe ihren Nachbarn über die Schulter. Schimpfend gingen sie auf-

einander los und schlugen sich mit denselben Löffeln, mit deren Hilfe sie ihren Hunger hätten stillen können. Der Prophet Elias fasste seinen Begleiter am Arm und sagte: »Das ist die Hölle!«

Sie verließen den Saal und hörten das höllische Geschrei bald nicht mehr. Nach langer Wanderung durch finstere Gänge traten sie in einen weiteren Saal ein. Auch hier saßen viele Menschen. In der Mitte des Raumes brodelte wieder ein Kessel Suppe. Jeder der Anwesenden hatte einen jener riesigen Löffel in der Hand, die Elias und sein Begleiter schon in der Hölle gesehen hatten. Aber die Menschen waren hier wohlgenährt, und man hörte in dem Saal nur ein leises, zufriedenes Summen und das Geräusch des eintauchenden Löffels. Jeweils zwei Menschen hatten sich zusammengetan. Einer tauchte den Löffel ein und fütterte den anderen. Wurde einem der Löffel zu schwer, halfen zwei andere mit ihrem Esswerkzeug, so dass jeder doch in Ruhe essen konnte. War der eine gesättigt, kam der nächste an die Reihe. Der Prophet Elias sagte zu seinem Begleiter: »Das ist der Himmel!«

An depressiven Störungen leidende Menschen erleben in der Regel die Hölle auf Erden. Die Hölle, das sind die anderen. Sehr oft war den PatientInnen in der Kindheit das Leben tatsächlich zur Hölle gemacht worden. Sie können sich meist nur schwer etwas anderes vorstellen, als die ewige Wiederkehr höllischer Situationen.

Depressiv erkrankte Menschen ziehen sich aus aktuellen Konfliktsituationen zurück – und bleiben zurückgezogen, um so möglichst allen Konflikten aus dem Weg zu gehen. Doch so bleibt auf Dauer die Aggressionsthematik unbearbeitet.

An depressiven Störungen leidende Menschen sind oft sehr höflich und nach außen aggressionsgehemmt. Sie verleugnen ihre eigenen Bedürfnisse und Interessen und greifen aufgrund eines schwachen Durchsetzungsvermögens nicht selten zu »Notlügen«. Damit einhergehende Schuldgefühle tragen das ihre zur weiteren Selbstverkleinerung bei. Depressiv erkrankte Menschen gleichen mitunter einem Dampfkessel, dessen sämtliche Ventile verschlossen sind. Nach außen scheinbar ruhig, besteht anhaltend die Gefahr, durch explosive Reaktionen der eigenen Existenz Schaden zuzufügen. Da aggressive Regungen anderen gegenüber nicht gelebt werden können, werden sie gegen sich selbst gewendet.

Die Psychotherapie depressiver PatientInnen ist oft beschwerlich, weil diese nur wenig dazu bereit sind, die ihnen angebotene Kooperation anzunehmen. Sie sind sehr auf Rückzug und wenig auf Kooperation eingestellt. Wir sollen nicht die Augen davor verschließen, dass in depressiven Menschen oft ungezügelte Kampf- und Rivalitätstendenzen vorhanden sind, die sie selbstverständlich auch in die psychotherapeutische Behandlung mitbringen. Kaum verwunderlich, dass sie nicht leicht zum Nachgeben und zum Sich-Führen-Lassen bereit sind. Mitunter entsteht der Eindruck, dass eine erfolgreiche Therapie vom Patienten als eine Niederlage gegenüber dem Therapeuten aufgefasst werde. Extrem ehrgeizige und kämpferische Charaktere wollen eben immer und überall überlegen sein. Daher fällt es ihnen nicht leicht, Deutungen und Hilfeleistungen von ihrem psychotherapeutischen Helfer zu akzeptieren. Da an depressiven Störungen leidende Menschen nicht gelernt haben, anderen Menschen Freude zu bereiten, machen sie auch dem Psychotherapeuten nur ungern die Freude, sich von ihm helfen zu lassen.

Aufgabe in der Psychotherapie ist, den depressiv verstimmten Menschen für die Mitarbeit zu gewinnen. Als menschliche Wesen sind wir von Geburt an soziale Wesen. Ohne soziale Einbindung könnten wir nicht existieren. Depressiven Menschen mangelt es oft an Kooperationsfähigkeit und Menschenkenntnis. Sie stehen vor der Aufgabe, miteinander leben zu lernen.

In allen depressiven Stimmungslagen können wir nach dem Zusammenhang der gegenwärtigen Befindlichkeit mit der aktuellen sozialen Anforderungssituation suchen. Die Situationen, aus denen heraus und in die hinein wir depressiv reagieren, sind immer soziale Situationen. Der Weg vom Symptom zur Erkenntnis ist immer auch mit der Frage nach der mitmenschlichen Kompetenz depressiv gestörter Menschen verbunden.

Wer aus seinen Depressionen heraus den Weg zur Psychotherapie sucht, sucht damit auch den Weg zu verbesserter mitmenschlicher Kommunikation. Jede Psychotherapie ist für sich eine neue soziale Situation. Im geschützten Rahmen dieser sozialen Einrichtung können und sollen depressiv erkrankte Menschen sich neue Wege zum aktiveren Umgang mit anderen Menschen erschließen.

Da depressiv erkrankte Menschen andere Menschen mehr fürchten als dass sie ihnen vertrauen könnten, ist eine Erweiterung der mitmenschlichen Kompetenz ohne eine Bearbeitung der Aggressionsthematik schwer vorstellbar. In einer gelingenden Psychotherapie werden die Patienten Schritt für Schritt konfliktfähiger. Es gibt kein Leben ohne mitmenschliche Konflikte. Es kommt darauf an, sinnvoll mit ihnen umzugehen.

Leistung: »ich kann doch nicht« – »ich kann noch nicht«

»Der wahre Beruf des Menschen ist zu sich selbst zu kommen.«
Hermann Hesse

Als aktiver Modus der Konfliktverarbeitung bilden die Flucht in die Leistung, das Strebertum, unruhiger Beschäftigungsdrang, das Erzeugen von Stress, Leistungszwang, Konkurrenzkampf, Ellenbogenmentalität usw. regelmäßig die andere Seite des passiven, depressiven Modus' der Konfliktverarbeitung: Angst vor Leistungsanforderungen, Leistungshemmung, Arbeitshemmung durch Perfektionismus, Denkhemmung, Kraft- und Lustlosigkeit, Apathie, Interesselosigkeit, Konzentrationsmangel.

Immer wieder berichten PatientInnen davon, dass sie vor ihrer depressiven Dekompensation einseitig leistungsorientiert waren. Einst waren sie Leistungsträger der Gesellschaft, jetzt erleben sie Konzentrationsstörungen, Versagensängste, Hemmungen, Selbstwertprobleme, Ängste, Aggressionen und Depressionen.

Depressiv sein ist die unbewusste Fähigkeit, Leistungsanforderungen auch einmal aus dem Weg zu gehen. Diese positive Deutung der Depression lässt viele PatientInnen aufhorchen. Die Depression hat einen Sinn. Wer zu lange zu einseitig dem Leistungsrausch frönt, wird durch seine depressive Reaktion vor einem völligen Verlust seiner Lebensbalance – und seiner seelisch-körperlichen Gesundheit – bewahrt. Die Depression ist eine wuchtige, unbewusste und undifferenzierte Art und Weise, die Akzente seiner Prioritäten im Leben zu verschieben. Aus dieser Sicht auf die Depression resultiert auch die Einschätzung, dass sie als Lebenskrise eine Reifungskrise werden kann. Die Depression fordert die Ausrichtung auf eine neue Balance im Leben.

Die Leistungsorientierung wird in den Industriestaaten einseitig hochgewertet. Für die Ausbildung leistungsorientierter Lebenskonzepte sind nicht nur die Erziehungsvorstellungen der Eltern wichtig, sondern auch die Normen und Konzepte, die in der jeweiligen Gesellschaft und Kultur vorherrschen.

In Deutschland herrscht seit dem 19. Jahrhundert ein übermächtiges Leistungsideal. In der Wilhelminischen Zeit wuchs sich die Leistungskraft der deutschen Wirtschaft zur Weltspitzenposition aus. So konnten sich die Herrschenden einen Weltkrieg leisten. Und auch im Nationalsozialismus herrschte ein rigoroses Leistungsideal. Bis heute sind Ingenieure und leistungsorientierte Technikfanatiker auf technische Spitzenleistung in Deutschland bis in den Zweiten Weltkrieg hinein stolz.

Auch die Nachkriegsgeneration in Deutschland fand im Leistungsbereich ihre Lebensziele. Überleben und Wiederaufbau prägten die kollektive Mentalität. Ausbildung, Leistung,

Wohlstand und Ansehen verfestigten sich als psychische Eckpfeiler eines enormen Wirtschaftsaufschwungs: »Kannst du was, dann bist du was!«, »Spare in der Zeit, dann hast du in der Not!«

Ist der Leistungsanspruch dermaßen hoch ausgeprägt, tendieren die Menschen aber auch zur Entlastungsdepression. Die Balance zwischen Anspannung und Entspannung kann nicht sinnvoll gelebt werden. Nach dem Erreichen hochgesteckter Ziele fallen die Leistungsträger nicht selten in eine emotionale Leere. Typisch ist die Mitteilung einer Patientin, dass ihr Mann tagsüber im Beruf voll eingespannt sei, abends dann zu Hause kein Wort mit ihr rede, sich vor den Fernseher setze und Alkohol konsumiere.

Nach ihrer »entlastenden Kurzdepression« wenden sich die Leistungsfixierten sofort wieder neuen Aufgaben zu. Nach außen hin wirken diese Menschen oft als Pragmatiker, die genau wissen, was sie wollen. Innerlich aber erleben sie sich voller Ängste und Selbstzweifel. Nach außen sind sie an die herrschenden Leistungsnormen streng angepasst, innerlich verdrängen sie jeden Zweifel am Sinn dieser Leistungsnormen.

Wird der Bogen überspannt, dekompensieren diese Menschen nicht selten in schwere depressive Störungen. Dann kommt es zum völligen Ausfall der Leistungsfähigkeit. »Ich kann doch nicht« heißt es auf die eine oder andere Weise in den psychotherapeutischen Sitzungen. »Ich kann noch nicht«, antworten wir dann. »Ich kann mich noch nicht im neuen seelischen Gleichgewicht erleben« – und deswegen »kann ich noch nicht angemessen und ausgeglichen leistungsfähig sein«.

Weltanschauungsanalyse und Lebensorientierung

> »Sie glauben alles, untersuchen nichts,
> und sind doch bereit, eher zu sterben
> als einer jener Zeremonien abzuschwören,
> an die sie gewöhnt sind.«
>
> Robert Burton

An depressiven Störungen leidende Menschen haben keinen Ausblick in die Zukunft, fliehen die Gegenwart und sind ihrer Vergangenheit verfallen. Entweder trauern sie um das verlorene Paradies oder sie erinnern immer wieder ihre Verfehlungen, die sie irgendwann begangen haben. Völlig unproduktiv werden voller Schuldgefühle vergangene Missetaten hin- und hergewälzt. Der Lebenswille ist sichtlich gebremst.

Doch was nützt es dem einzelnen und der Gesellschaft, sich in Reue zu ergehen, wenn daraus keine neuen guten Taten erwachsen? Was immer ein Mensch in der Vergangenheit an Irrtümer begangen haben mag, hier und jetzt und zukünftig kann er für Ausgleich sorgen. Das Vergangene ist vorbei und nicht mehr zu ändern. Allerdings können wir unsere Vergangenheit dadurch erweitern, dass wir sie heute und morgen durch gute Tage und Taten bereichern. In der Zukunft finden wir Freiheit und neue Gestaltungsmöglichkeiten. Aus einer produktiv gelebten Zukunft heraus bereichern wir unsere Gegenwart und Vergangenheit. Das Morgen wird zum Heute, das Heute zum Gestern.

Die Weltanschauung depressiver Menschen ist der Pessimismus. Pessimismus leitet sich vom lateinischen Wort »pessimum« ab und bedeutet »das Schlechteste, das Schlimmste«. Pessimismus – volkstümlich auch »Schwarzseherei« – ist laut Philosophischem Wörterbuch (hrsg. von Georgi Schischkoff) diejenige persönliche Überzeugung oder philosophische Richtung, die, im Gegensatz zum Optimismus, die schlechtesten Seiten der Welt in den Vordergrund der Betrachtungen rückt, die Welt für unverbesserlich schlecht hält, das menschliche

Dasein für letzten Endes sinnlos. Das *Pessimismus-Syndrom* reicht von der Privatphilosophie unglückseliger Individuen bis zu den großen Kollektiv-Weltanschauungen, wie sie in Religionen und in Philosophien gegeben sind. Auch »die *konservativen, reaktionären und autoritären Ideologien* tendieren allesamt zum Pessimismus hin. Meistens verlegen sie die Idealzustände der menschlichen Gesellschaft in die graue Vorzeit oder doch irgendwo in die Vergangenheit, die Gegenwart ist im großen und ganzen ›Dekadenzprodukt‹, kläglicher Abklatsch früherer grandioser Verhältnisse.«

Mancher Pessimist, der in seiner deprimierten Weltsicht alten Zeiten nachtrauert, muss sich fragen lassen, ob er sich nicht in einem Kulturkonservativismus ergeht, der uns daran hindert, die heutigen Aufgaben mit Blick auf eine bessere Zukunft realistisch anzupacken?

Mutige Menschen glauben an ihre Zukunft und die ihrer Mitmenschen – auch dann, wenn sich in der Gegenwart mitunter kaum lösbare Probleme auftürmen. Es reicht nicht, bestehende Verhältnisse nur zu kritisieren; wir müssen auch etwas dafür tun, sie zu verbessern. Die Zukunft ist die Transzendenz der Menschen. Was uns in der Gegenwart bedrängt, kann in der Zukunft durch aktive Zusammenarbeit der Menschen überwunden werden.

Nach Alfred Adler sollen wir unsere Kinder zu Akteuren des sozialen und kulturellen Fortschritts erziehen! Er hatte beobachtet, dass jene, die nichts für die Entwicklung und den Fortschritt im engeren und weiteren Kreis mitmenschlichen Existierens leisten, leicht von Sinnlosigkeitsgefühlen heimgesucht werden.

Die Zukunft und positive Zukunftsphantasien sind ein wesentlicher Bestandteil der Ganzheit menschlicher Existenz. Wer heil, d.h. ganz werden will, möge das Tor zur Phantasie öffnen. Wer den Weg zum humanistischen Weltbürgertum sucht, der wird es auch leichter haben, Wege aus der Depression zu finden. Wer es aber verabsäumt, sein Selbstsein im Kontext der Menschheit zu leben, wer auf eine sinnvolle *Individuation* verzichtet, verliert entsprechend an Selbstwert.

Die Sehnsucht, sich einer überwertigen Person oder Ideologie zu unterwerfen, wird dann meist übermächtig. In diesem Sinn war der Nationalsozialismus aus psychosozialer Sicht auch eine organisierte Kollektivdepression.

Ein Psychotherapeut soll in die Seele der Kranken eintreten durch die »Pforte der Hoffnung«. Wer einen Menschen hoffen lehrt, verringert seine Verzweiflung und aktiviert seine Kräfte. Diese selbstheilenden Kräfte sind – einmal geweckt und ermutigt – auch bei depressiven Patienten intensiver, als es auf den ersten Blick scheinen mag.

Fritz Riemann stellte fest, dass depressiv erkrankte Menschen dazu neigen, Gott und dem Teufel zu viel zu überlassen. Doch wir tragen Himmel und Hölle – und auch die Verantwortung dafür – in uns selbst. Wir müssen lernen, »das Böse in uns zu erkennen, anzunehmen und zu bekämpfen und es nicht auf den Teufel oder ein Feindbild zu projizieren«, und gleichermaßen auch »das Gute in uns selbst suchen und verwirklichen«. An depressiven Störungen leidende Menschen sehen »leicht allzu viel als ›Gottes Willen‹ und Fügung« an und entziehen sich damit der Eigenverantwortung in falsch verstandener Demut. Im Krankheitsfall kann es bei Depressiven zum religiösen Wahn kommen, zur Christusidentifikation, zum Erlöserwahn und ähnlichen Erscheinungen.

Tatsächlich werden depressiv erkrankte Menschen in der Religion oft von der Erlösungsidee und der Perspektive einer Vergebung der Schuld stark angezogen. Ihre Sehnsucht richtet sich auf mystische Erlebnisse der Allverbundenheit und Einheit, die sie etwa auf meditativem Weg zu finden hoffen. Außer zur christlichen Religion, an der sie der Gedanke der Demut und des läuternden Leidens anspricht, suchen sie oft auch eine Beziehung zum Buddhismus und seiner Weltentsagung. Insgesamt werden sie von Glaubensformen, die die Selbstvergessenheit und die Loslösung vom Ich anstreben, intensiv angesprochen.

Ein eigenes Buch – vielleicht mit dem Titel »Liebe und Hass – zur Psychohistorie des Christentums« – müsste geschrieben werden, um herauszuarbeiten, wieso das Christentum, das sich die Religion der Liebe nennt, in seiner Geschichte so viel Hass, Grausamkeit und Kriege aufzuweisen hat. Hängt dies mit der christlichen Ideologie der Demut zusammen? Wird diese von machtpolitisch agierenden Kirchen ausgenutzt, um die Gläubigen in Kleinmut und Unmündigkeit zu halten? Kompensatorisch gibt es dann das Angebot des Versprechens einer besseren Welt im Jenseits als Ausgleich für die Depression im Diesseits?

Von der Verleugnung und Nichtung des Selbstseins ist der Weg nicht weit zum Selbsthass. Dieses Hassen wird ebenfalls verdrängt. Fanatische Ideologien der Bescheidenheit, Demut, Friedfertigkeit und Bedürfnislosigkeit werden nicht selten als Reaktionsbildung diesen unbewussten Hassaffekten gegenüber gebildet. Diese werden unbewusst mit Schuldgefühlen erlebt. Die Ideologie ist der Weg, über den eine Rettung aus unverstandener Bitterkeit möglich erscheint, eine Bitterkeit, die aus verdrängtem Neid, ohnmächtiger Schwäche und einem Sich-ständig-ausnutzen-Lassen erwächst.

Eine weitere Konsequenz dieser deprimierten Existenzen ist die Legitimierung des Hasses in der Wendung gegen Andersgläubige, wie es sich etwa in den Hexenverbrennungen und Ketzerverfolgungen und in der Inquisition gezeigt hat. Hier hatte ein enormer Fremdenhass und Sadismus gewütet.

Eine solide und gelingende Psychotherapie bezieht diese weltanschaulichen Dimensionen depressiven Existierens mit in die Analysen ein. Es ist auf Dauer keinem depressiven Patienten wirklich geholfen, wenn er mit seinen weltanschaulichen Erlebniszusammenhängen allein gelassen wird. Denn es gilt auch:

»Achte auf deine Gedanken, denn sie werden zu Worten.
Achte auf deine Worte, denn sie werden zu Taten.
Achte auf deine Taten, denn sie werden zu Gewohnheiten.
Achte auf deine Gewohnheiten, denn sie werden zu deinem Charakter.«

Es ist nicht Aufgabe des Psychotherapeuten, dem Patienten eine neue Weltanschauung zu vermitteln. Allerdings ist es Aufgabe einer psychodynamisch fundierten Charakteranalyse, Zusammenhänge zwischen der Lebenssituation, dem Affekthaushalt und den weltanschaulichen Dimensionen der PatientInnen aufzuzeigen.

Es ist eben nicht ohne Bedeutung für die seelische Gesundheit und die Möglichkeiten einer heilenden Gesundung, ob wir einer offenen oder geschlossenen Weltanschauung anhängen, ob wir im Dialog oder im Fundamentalismus existieren, ob wir als autoritäre Charaktere aggressive Destruktivität verherrlichen oder uns aus humanistischer Gesinnung für ein friedliches Miteinander der Menschen, Völker und Staaten engagieren, ob wird sadomasochistisch nationalistische, rassistische oder ausländerfeindliche Vorurteile bedienen oder dem gleichwertigen Mit- und Nebeneinander unterschiedlicher Kulturen das Wort reden. All dies ist Ausdruck einer mehr oder weniger depressiven Erlebnisweise oder einer seelisch ausgeglichenen Lebenssituation.

Vom Ich zum Wir

>»*Willst Du die Welt in Ordnung bringen,*
musst Du erst das Land in Ordnung bringen.
Willst du das Land in Ordnung bringen,
musst du erst die Provinzen in Ordnung bringen.
Willst du die Provinzen in Ordnung bringen,
musst du erst die Städte in Ordnung bringen.
Willst du die Städte in Ordnung bringen,
musst du erst die Familien in Ordnung bringen.
Willst du die Familien in Ordnung bringen,
musst du die eigene Familie in Ordnung bringen.
Willst du die eigene Familie in Ordnung bringen,
musst du dich in Ordnung bringen.

Im psychotherapeutischen Dialog können wir aus Lebenskrisen Reifungskrisen gestalten. Über den Weg vermehrter Selbsterkenntnis, Menschenkenntnis und Welterkenntnis gelingt es im Zusammenwirken von PatientInnen und TherapeutInnen, neue Lebenschancen zu eröffnen. Wir können lernen, mit den eigenen Depressionen und denen unserer Mitmenschen so umzugehen, dass ihre Überwindung möglich wird.

Das A und O einer gelingenden Psychotherapie ist der Wille der Beteiligten, sinnvoll zusammenzuarbeiten. Vom depressiven Erlebnis ausgehend arbeiten wir die individuelle Psychodynamik der Erkrankung heraus. Auch paartherapeutische, familientherapeutische, gruppentherapeutische und milieutherapeutische Maßnahmen sind gezielt einzusetzen, wenn man sich durch Anamnese, Untersuchung und Beobachtung ein klares Bild darüber gemacht hat, welches die Bedingungen der depressiven Reaktionsweise sind.

Depressiv erkrankte Menschen scheuen sich vor der Verantwortung des Selbstseins und Selbstwerdens. Sie möchten lieber ein Arzneimittel, das ihnen die Last der Daseinsgestaltung abnehmen soll. Ähnliches wird von der Psychotherapie erwartet. Sie wollen behandelt werden. Der Psychotherapeut soll etwas machen. Diese Riesenansprüche der depressiven Menschen müssen analysiert und abgebaut werden. Ihrer Tendenz zur Idealisierung (Überschätzung, Idolisierung und Überwertung) ist entgegenzuwirken. Dies sollte jeweils mit feinstem Taktgefühl und viel Geschick durchgeführt werden.

Einzeltherapie

An die PsychotherapeutInnen werden hohe Anforderungen gestellt, wenn sie depressive Patienten behandeln. Ein Psychotherapeut sollte die Höhlen und Schlupfwinkel der depressiven Psyche in- und auswendig kennen, um alle Gedanken des Schwermütigen begreifen und einordnen zu können, mit denen dieser seine Schwermut »zementiert«. So ist er für den »Ringkampf« gewappnet, den Depressiven aus seiner selbst geschaffenen Isolierung zu befreien. Denn dessen Flucht in die Depression ist ja zugleich eine für ihn Schutz bietende Zuflucht. Ein Psychotherapeut gleicht einem kundigen Bergführer, der Verirrte und Verstiegene aufsucht, um sie wieder sicher ins Tal zu geleiten, wo sie dann befreit ihre eigenen Wege weiter gehen können.

Eine zentrale Erkenntnis psychotherapeutischer Wissenschaft ist, dass Depressionen erworbene Störungen sind, dass die Symptome depressiver Verstimmungen im Kern durch den lebensgeschichtlich gewordenen und im Hier und Jetzt gelebten und wirksamen Lebensstil des Depressiven »verursacht« werden. In der Psychotherapie wird die Kunst praktiziert, die Lebenssituation des Depressiven zu verstehen.

Psychotherapie findet unter der Voraussetzung statt, dass sowohl die PatientInnen als auch die PsychotherapeutInnen freiwillig zusammenwirken. Diese ist eine wesentliche Bedingung für eine gelingende Psychotherapie. Wenn beispielsweise RichterInnen verurteilten Straftätern »Psychotherapien« verordnen, dann mag das aus der Sicht der RichterInnen vielleicht angebracht sein. Hat der Verurteilte aber keine eigene Krankheitseinsicht und will er nicht von sich aus mit Hilfe einer Psychotherapie eine Veränderung seiner psychischen Situation erwirken, ist diese verordnete »Psychotherapie« zum Scheitern verurteilt. Im Zusammenhang unseres Strafsystems sollten wir nicht Psychotherapien, sondern »Konfrontationstherapien« oder Täter-Opfer-Ausgleich verordnen, in denen sich die Straftäter ihren Taten und den bei den Geschädigten verursachten Schäden zu stellen haben. Wenn daraus dann bei manchen der Straftäter ein wirkliches Bedürfnis nach Selbsterkenntnis und Psychotherapie entstünde, wäre doch schon viel gewonnen.

Depressive PatientInnen, die in die psychotherapeutische Praxis kommen, bringen – es sei denn, sie wurden lediglich von Bezugspersonen oder ärztlichen Kollegen geschickt – diesen sehr wichtigen Anteil an Eigenmotivation mit. Sie suchen eine neue Situation auf, um neue Wege aus ihrer seelischen Isolation zu finden.

Dabei erleben sie sich innerlich oft ambivalent, hin- und hergerissen zwischen dem Wunsch nach und der Angst vor Veränderung. Im geschützten Raum einzelpsychotherapeutischer Gespräche haben sie Gelegenheit, neues Zutrauen und neuen Mut zu fassen. Es ist von ausschlaggebender Bedeutung für den weiteren Gang der Psychotherapie, dass die PatientInnen ein solides Vertrauensverhältnis aufbauen können.

Aufbauend auf diesem Vertrauensverhältnis kann der aus dem Wiederholungszwang resultierende Widerstand depressiver PatientInnen zum Gegenstand psychotherapeutischer Arbeit gemacht werden. Schwermütige Menschen erweisen sich nicht selten als besonders trotzige Menschen. Dies wirkt sich bestimmend im Verhältnis zu ihrer Umwelt aus. Durch ihren Negativismus erfahren sie kaum ermutigende Zustimmung und Anerkennung. Aus einer Haltung des Verneinens heraus lassen sich aber auch schwer neue Ziele stecken und aktiv verwirklichen.

Auch der Irrtum, das depressive Leiden sei einzig auf bestimmte Traumata und/oder Verluste zurückzuführen, ist aufzudecken. Nicht diese Erfahrungen selbst – die wirklich hart gewesen sein mögen –, sondern die von Rückzug und Resignation geprägte Lebenseinstellung ist das Problem.

In der Therapie gilt es, die Verbindung zwischen Passivität und reduziertem Selbstwertgefühl aufzuzeigen. Der an Depressionen leidende Mensch erschließt sich mit Hilfe seiner Psychotherapeutin die Möglichkeit und Fähigkeit, durch eigene Bemühungen ein abgerundetes und ausgewogenes Selbstsein zu verwirklichen. In diesem Zusammenhang soll behutsam, aber beharrlich darauf hingewiesen werden, dass ihn perfektionistische Selbstansprüche und Wut, Neid, Eifersucht und andere Affekte wesentlich an seiner Selbstwerdung hindern, werden sie nicht bewusst in den Prozess der positiven Selbsterkenntnis einbezogen.

In der Einzelpsychotherapie kommen »mütterliche« Primärdimensionen menschlichen Existierens zum Tragen: Liebe und Emotionalität; Geduld; Zeit füreinander haben; Kontakt herstellen, halten und vertiefen; Vertrauen und Zutrauen; Hoffnung und Ermutigung; Zweifel und Gewissheit, Vertrauen, Einheit und individuelles Sein.

Durch diese emotional ermutigende Erfahrung können sich die PatientInnen nach und nach auch eine sinnvolle Einstellung zu den »väterlichen« Sekundärdimensionen erschließen: Pünktlichkeit, Sauberkeit, Ordnung, gegenseitige Hilfe, Höflichkeit, Ehrlichkeit, Offenheit, Treue, Gerechtigkeit, Fleiß, Leistung, Sparsamkeit, Zuverlässigkeit, Genauigkeit, Gewissenhaftigkeit usw.

Depressive PatientInnen tendieren dazu, sich auf Dauer in der Situation vertraulicher Einzeltherapien einzurichten. Zwar wird der Schritt heraus aus den eigenen vier Wänden hinein in die vier Wände des Behandlungszimmers gewagt. Doch weiter nicht. Es ist Aufgabe der PsychotherapeutInnen, mit ihren Patienten nicht nur eine tragfähige Vertrauensbeziehung herzustellen, sondern auch dafür zu sorgen, dass der Übergang zur erweiterten mitmenschlichen Existenz geleistet wird. Vom Zuschauer zum Mitspieler lautet das Motto dieser Lebensorientierung. Auf diesem Weg erschließen wir uns neue, mitmenschlich ausgerichtete Modi der Konfliktverarbeitung.

Paartherapie

*»Wenn zwei je einen Apfel besitzen und ihn austauschen,
bleibt jedem der beiden auch danach nur ein Apfel.
Wenn aber dieselben je eine Idee haben und sie austauschen,
hat jeder dadurch zwei Ideen.«*
Georg Bernard Shaw

Zahlreiche depressive Erkrankungen lassen sich aus dem Zusammenhang aktueller Partnerschaftskonflikte heraus verstehen. Doch den beiden Beteiligten sind diese Konflikte nicht ausreichend bewusst. Das gegenseitige Missverstehen ist die Regel, das Sichverstehen die Ausnahme.

Wenn einer der beiden Partner in dieser Sackgasse der Liebe depressiv reagiert, multipliziert sich in aller Regel das Konfliktpotential. Der andere Partner kann nun diese depressiven Reaktionen wieder nicht nachvollziehen, da er meist nicht um die lebensgeschichtlichen Hinter- und Abgründe der von ihm geliebten Person weiß. Dieser selbst sind sie ja oft nicht ausreichend bekannt.

In dieser Misere multiplizieren sich im Sinn des »Zauberlehrlingsprinzips« die beiderseits unzureichenden Modi der Konfliktverarbeitung.[29] Beide, die sich im Grunde ihres Herzens lieben, wissen nicht mehr weiter.

In diesen Fällen, in denen beide Personen sich lieben, das Gelingen ihres Partnerschaftsprojektes wollen und bereit sind, in einer Psychotherapie offen mitzuwirken, kann eine Paartherapie Erstaunliches leisten.

Der Paartherapeut wird zum seelischen Dolmetscher, der den beiden Liebenden hilft, wechselseitig das Verstehen zu vertiefen. In einer tiefenpsychologisch fundierten Paartherapie zeige ich die Psychodynamik der beiden Einzelpersonen auf. Frau und Mann werden sich ihrer lebensgeschichtlich verankerten Modi der Konfliktverarbeitung bewusst. An diesem Selbsterkenntnisprozess nimmt der Partner, nimmt die Partnerin teil, wodurch sich beide wechselseitig besser kennen und verstehen lernen.

Vor dem Hintergrund dieses neuen Wissens kann dann auch die depressive Reaktion, die Anlass für die Paartherapie war, geklärt werden. Auf welche Anteile und Reaktionsweisen des Partners oder der Partnerin reagiert die Partnerin oder der Partner depressiv? Welche bisher unbenannten Bedürfnisse führen zu welchen Konflikten? Welche alternativen Modi der Konfliktverarbeitung können wechselseitig aktiviert werden usw.

Keinen Sinn macht eine Paartherapie, wenn sich herausstellt, dass eine der beiden Personen den anderen nicht wirklich liebt. Dann ist in einer Einzelpsychotherapie mit dem depressiven Patienten die Psychodynamik seiner unglücklichen Liebeswahl zu klären. Was waren die Anfangsmotive für diese Beziehung? Handelt es sich um eine deprimierende Wiederholungstat? Welche familiengeschichtlichen Hintergründe lassen ihn mehr Liebesleid als Liebesfreud erleben usw.

Bezieht sich die depressive Reaktion im Kern nicht auf den Partner, ist es für beide Liebenden oftmals entlastend, nicht alles in einer Paartherapie bearbeiten zu müssen. Resultiert das aktuelle Konfliktpotenzial aus beruflichen, gesellschaftlichen, verwandtschaftlichen o. ä. Bereichen, reicht die gelegentliche Mitbehandlung des Partners aus. Wird mit dem Patienten in Einzel- und Gruppengesprächen seine aktuelle Konfliktsituation und seine depressive Reaktion durch- und aufgearbeitet, entlastet dies den Partner mitunter sehr. So entsteht Freiraum für ein vertieftes Liebesleben, was wiederum das Selbstwertgefühl des Patienten stärkt.

Familientherapie

> »Wer alleine arbeitet,
> addiert.
> Wer gut zusammen arbeitet,
> multipliziert.«
>
> Nossrat Peseschkian

In meiner Familie fehlt es oft an Verständnis für meine Situation. Auch das Verständnis darum, dass »wohlgemeinte« Ratschläge von außen nicht fruchten, sondern eher das Gegenteil auslösen. Nicht als Rat- sondern als Schläge bei mir ankommen. Ein kleines Beispiel: Meine Eltern sagen: »Wenn du abnimmst, bekommst auch du einen Mann ab.« Meine Reaktion darauf ist, dass ich in meine Fresssucht abdrifte (Trotz). Nach dem Motto, es gibt genügend dickere Frauen, die mit Männern zusammen sind.

Die Ratschläge wie »Nun mach' doch endlich was aus dir!« – »Tu' doch einfach!« – »Sei spontan!« – helfen nicht. Erst einmal können, was diese Ratschläge fordern, wenn ich wie gelähmt bin! Kaum einer versteht, wie schwer das Wort »einfach« ist.

Ich erlebe Strecken, da geht es mir gut. Ich empfinde mich, fühle mich wohl und gelöst und könnte Bäume ausreißen – wie man so schön sagt. Ich freue mich meines Lebens.

Dann wieder gibt es Zeiten, in denen ich mich fühle wie ein Hamster im Rad. Ich renne, renne, renne und ackere, ackere, ackere und komme keinen Schritt weiter.

Es gelingt mir auszusteigen, wenn ich mich in ein mir befreundetes Kloster zurückziehe. Hier ist ein Ort, der mir Sicherheit, Geborgenheit und Ruhe verschafft. Hier darf ich sein, wie ich bin. Hier begegne ich meinen Depressionen, ohne mich davor zu verstecken, zu vertuschen und zu verschweigen ... Meist gebe ich mir hier die Chance, darüber zu reden.

Das Beispiel dieser Frau zeigt sehr gut, wie isoliert depressiv erkrankte Menschen mitunter existieren. In der Familie gibt es trotz vielfacher Ratschläge Ratlosigkeit. So sucht die Patientin ihr Seelenheil im Rückzug von der Familie. Das mag ein sinnvoller Weg zu vermehrter Selbsterkenntnis sein, doch oft wäre eine intensive Bearbeitung der aktuellen Konfliktsituation im Beisein der Familienmitglieder der wirksamere Weg zu neuer Lebensfreude.

Nicht selten ist der depressiv Erkrankte der Symptomträger im Zusammenhang unbearbeiteter Familienkonflikte. Meist verweisen die seelischen Störungen von Kindern und Jugendlichen auf ein gestörtes Familiensystem, weshalb Elternberatung und Familientherapie in der Therapie immer auch berücksichtigt werden müssen.

Wie für die Paartherapie gilt dies auch für die Familientherapie: Sie ist ein sehr effektives Instrument der Heilung depressiver Störungen, wenn die Familienmitglieder ernsthaft mitarbeiten wollen. Ist der Familiensinn im Grunde intakt und »lediglich« die Ratlosigkeit angesichts der aktuellen Depression eines Familienmitgliedes groß, dann kann durch die Aufarbeitung bisher unbewusster und ungeklärter Familienkonflikte sehr viel erreicht werden.[30]

In Fällen, in denen sich die depressive Reaktion des Patienten primär nicht aus familiären Konflikten heraus ergibt, reicht es aus, die Familie gelegentlich in die Behandlung mit einzubeziehen. Positive psychotherapeutische Effekte multiplizieren sich, wenn von möglichst vielen Seiten der Heilungsprozess der PatientInnen unterstützt wird.

Gruppentherapie

*»Ein Patient, der ohne guten Grund
die Gruppenbehandlung ablehnt,
hat gewöhnlich auch allgemein
eine schlechte Prognose für Psychotherapie.«*

S. H. Foulkes

Bei der Beschreibung des depressiven Lebensgefühls fallen nicht zuletzt gemeinschaftsfeindliche Einstellungen auf: Hass, Neid, Eifersucht, übertriebener Ehrgeiz, Riesenerwartungen, Trotz, Misstrauen usw. Sie verhindern die Kontaktaufnahme zu den Mitmenschen und verzerren die zwischenmenschlichen Beziehungen zu Machtkämpfen. Durch sein übergroßes Misstrauen schafft sich der an Depressionen leidende Mensch einen »Verteidigungswall«, hinter dem er sich gegen seine Umwelt verschanzt. Ein wichtiger Schritt zur Überwindung der Depression ist daher die Kontaktaufnahme zum Therapeuten bzw. zur therapeutischen Gruppe. Doch entsprechend seiner Grundstimmung verhält sich der an Depressionen leidende Mensch auch in der Therapiesituation misstrauisch, schnell resignierend und hilflos.

Zunächst werden die Gruppe und der Therapeut bemüht sein, die Stimmungslage des Depressiven nachzuempfinden, sich in seine Gedanken- und Erlebenswelt hineinzuversetzen. Nun hängt aber viel davon ab, dass seitens der Gruppe und des Therapeuten zugleich eine lebensbejahende, optimistische und heitere Grundstimmung aufrechterhalten wird.

Die therapeutische Arbeit in der Gruppe erleichtert den Gefühlsaustausch. Beim einzelnen Therapeuten besteht die Gefahr, dass er sich von der Wucht der düsteren Gedanken des Depressiven anstecken lässt. In der Gruppensituation wird diese Gefahr sehr verkleinert, da es bedeutend schwieriger ist, die gesamte Gruppe in eine depressive Stimmung zu versetzen. Die heitere Lebensstimmung einer Mehrzahl von Menschen wirkt als verführerisches Angebot, dem auch eine Depression nicht auf Dauer Widerstand leisten kann.

Depressive PatientInnen scheuen nicht selten den Kontakt mit mehreren Personen, weswegen sie in der Therapie Einzelsitzungen den Gruppensitzungen vorziehen. Der Therapeut sollte diesem »Verwöhnungswunsch« nicht leichtfertig auf Dauer nachgeben. Eine Kombination aus Einzel- und Gruppentherapie bietet sich oft an. Ich habe damit in aller Regel gute Erfahrungen gemacht.

Im Verlauf einer Psychotherapie wird die Entstehungsgeschichte der Depression aufgearbeitet. Doch der Beschäftigung mit der Vergangenheit sollte kein übermäßiger Anteil eingeräumt werden, da der an Depressionen leidende Mensch ohnehin zu stark mit seiner Vergangenheit beschäftigt ist.

Die PatientInnen sollen erkennen, auf welche frühkindlichen Entstehungsbedingungen ihr depressiver Modus der Konfliktverarbeitung zurückgeht. Der depressive Charakter ist im Kern als individuelle Antwort auf eine besondere Kindheitssituation entstanden.

Sodann gilt es zu beachten, dass jedes Verhalten auch eine Wirkung auf die Mitmenschen mit sich bringt – bewusst oder unbewusst. In dieser Finalität (Zielorientiertheit; Gerichtet-Sein-Auf) sind wir auf ein fiktives Ziel der Selbstbehauptung gerichtet. Auch depressiv erkrankte Menschen wollen durch ihre Depressionen bei den Mitmenschen etwas bewirken. Alfred Adler stellt in der bereits zitierten Abhandlung über »Melancholie und Paranoia« fest:

»Der Weg, den der depressive Mensch dabei einschlägt, ist allerdings anfangs befremdend: Er macht sich klein, antizipiert eine Situation tiefsten Elends und schöpft aus der Einfühlung in diese den Affekt der Trauer und die Gebärde des Gebrochenseins; nur, dass die Bewusstheit der Schöpfung fehlt, und dass der Patient seit seiner Kindheit in diese Haltung hineingewachsen ist.«

Weiter schreibt Adler dann: *»Diese melancholische Haltung, die sich bis in die früheste Zeit des Patienten verfolgen lässt und sich als ein Kunstgriff, als eine von selbst sich ergebende Methode des Lebens entpuppt, die* *in einer Phase der Unsicherheit des Patienten als starre, wohl vorbereitete Leitlinie hervortritt, besteht eigentlich in dem Bestreben, durch Antizipation des Zugrundegehens den anderen seinen Willen aufzuzwingen und das Prestige zu wahren.*«[31]

Erkennt der Patient im Verlaufe seiner Therapie diese Zusammenhänge im Hinblick auf seine konkrete Lebenssituation, ist damit ein Schritt zur Überwindung seiner Depression getan.

Angst und Hoffnungslosigkeit, verbunden mit heftigen Selbstanklagen, drücken das Selbstwertgefühl des Depressiven. Entschlusslosigkeit und Handlungsunfähigkeit wurzeln in einem starken Ohnmachtsgefühl. Seiner Umwelt vermittelt der depressiv verstimmte Mensch ständig das Gefühl von Verkürztheit, Unfähigkeit und Kleinheit. Daher hängt der Erfolg in der Therapie unter anderem davon ab, ob es gelingt, die Eigenaktivität des Patienten zu erhöhen.

> »*Der therapeutische Prozeß –*
> ›*vom Symptom zum Konflikt*‹ –
> *kann als wachsende*
> *Kommunikationsfähigkeit*
> *verstanden werden.*«
> S. H. Foulkes

Die Gruppenpsychotherapie bietet in diesem Zusammenhang vielfältige Möglichkeiten, Beziehungen aufzunehmen, sich zu engagieren und tätig zu werden. Genau so wichtig wie das Sprechen in Gruppen ist das Zuhören. Die PatientInnen erfahren, wie es den anderen Menschen wirklich geht, eine Erfahrung, die gerade für den Depressiven wichtig ist, weil er nur ein klischeehaftes Bild von seinen Mitmenschen hat.

Die gruppentherapeutische Arbeit zielt darauf ab, ichbezogenes Denken durch Anteilnahme an der sozialen Umwelt zu überwinden. Eine verbesserte Beziehung zu den Mitmenschen steigert dabei die Gesprächsfähigkeit. Die Heilung erfolgt durch den Übergang von der Ichhaftigkeit zum Wir der therapeutischen Gruppe und darüber hinaus durch die Expansion in gesellschaftliche Lebenszusammenhänge hinein. Letztlich orientieren wir uns in ethischer Hinsicht am Wir einer weltbürgerlichen, herrschaftsfreien Gesellschaft. Über den damit verbundenen konkreten Prozess psychotherapeutischer Arbeit stellt der Gruppenpsychotherapeut Josef Rattner fest:

> »*Die Therapie muss den Depressiven für die Gemeinschaft gewinnen. Zuwendung, Einsicht gewinnen, Ermutigung etc.: Darin liegt das Geheimnis der Depressionstherapie. Man darf nicht glauben, dass dies allzu einfach sei. Es ist eine harte, anstrengende Arbeit.*«[32]

Vom positiven Umgang mit Depressionen

In der Psychotherapie mit depressiven PatientInnen spielt die Korrektur des negativen Umgangs der PatientInnen mit sich selbst eine entscheidende Rolle. Nicht nur, dass die Kindheit negativ wahrgenommen, die Vergangenheit als Anhäufung negativer Erfahrungen und Verfehlungen erinnert, die Gegenwart in ihrem Sein verleugnet und die Zukunft grau in schwarz gemalt wird, auch im Verhältnis zu sich selbst fällt den depressiv Gestörten oft nur Vernichtendes ein.

Rainer Maria Rilke, der zeitlebens an einer Depression krankte, schrieb am 17. November 1925 an Clara Rilke: »... statt, wie Du es gelernt hast, hell zu sehen, sehe ich schwarz, und das wirft nun über alles Wirrnis und Verdüsterung.«

An depressiven Störungen leidende Menschen sind Minusexperten. Sie haben gelernt, in misslichen Lebenssituation zu überleben. Im Wiederholungszwang werden diese Minussituationen unbewusst neu arrangiert. Jetzt scheint die Stunde der depressiven Minusexperten erneut zu schlagen. Sie haben gelernt, in diesen Situationen zu überleben.

Zeigen wir in der psychotherapeutischen Arbeit derartige Zusammenhänge auf, lässt sich mit Regelmäßigkeit auch beobachten, dass depressive PatientInnen diese Beschreibungen und Analysen als moralische Bewertungen wahrnehmen. Aus ihrer depressiven Weltsicht drehen sie sich die Kommentare ihrer Mitmenschen im Sinne ihres Pessimismus' zurecht.

Diese Wendung ins Negative gegen sich selbst, gegen die eigene Vergangenheit, Gegenwart und Zukunft, gegen die meist durchaus wohlwollenden Mitmenschen usw. ist ein wesentliches Strukturelement der depressiven Psychodynamik. Sie muss aufgezeigt und korrigiert werden, damit der von depressiven Störungen betroffene Mensch neue Wege aus seiner Psychomisere finden kann.

Um diese positive Wendung im Verhältnis der PatientInnen zu sich selbst zu erwirken, braucht es aber auch PsychotherapeutInnen, die ganzheitlich denken, fühlen und arbeiten. Ganzheitlich bedeutet, Minusexpertentum und Plusexpertentum zusammen zu vertiefen. Nicht wenige der oftmals über ihre eigenen Kräfte hinaus tätigen PsychotherapeutInnen (vgl. die Ausführungen in »Die depressiven Helfer« S. 43) sind aber selbst mehr Minus- als Plusexperten. Auch ganze psychotherapeutische Fachrichtungen und Schultraditionen sind mitunter eher minusorientiert. Der pathologische Gesichtspunkt dominiert – salutogenetische Betrachtungen finden sich mitunter nur am Rande. Nossrat Peseschkian, Begründer der Positiven Psychotherapie, stellt hierzu in seinem Buch »Auf der Suche nach Sinn – Psychotherapie der kleinen Schritte« fest:

Die traditionelle Psychotherapie und Medizin beziehen ihr Menschenbild aus der Psychopathologie. Ihr Gegenstand sind Krankheiten. Ziel einer Behandlung ist, diese Krankheiten zu beseitigen, so, wie man in der Chirurgie ein krankes Organ entfernt. Zwar wird mitunter die Krankheit behoben, aber noch längst nicht Gesundheit hergestellt.

Weiter heißt es bei Nossrat Pesechschkian:

Der Patient lernt als erstes: Anspruch auf den Therapeuten habe ich nur durch meine Krankheit. Die Störung rückt noch mehr in den Vordergrund. Damit werden auch die therapeutischen Möglichkeiten eingeschränkt.

Diese Einseitigkeit, so Peseschkian, sei geschichtlich-kulturell bedingt. Sie ließe sich vermindern, wenn wir bereit wären, andere Denkmodelle einzubeziehen. Diese geben Krankheitsbegriffen unterschiedliche Bedeutung und legen alternative Behandlungsstrategien nahe.

Es sind demnach nicht nur die depressiven PatientInnen gefordert, ihre pathologischen Lebenskonzepte zu reflektieren und sich neue Konzepte einer sinnvolleren Lebensgestaltung zu erschließen, auch die mit depressiven Menschen arbeitenden TherapeutInnen sind gefordert, sich ganzheitliche Konzepte der Depressionsbehandlung zu erschließen und wirklich heilende Gesundheitsexperten zu werden.

Stimmung – Verstimmung – Umstimmung

»Da Fröhlichkeit ansteckend ist,
verbreite sie«
Chinesisches Sprichwort

Trostlose und düstere Gedanken nehmen in der Depression überhand, so dass jeder optimistische Ausblick in die Zukunft verhindert wird. Die Beschäftigung mit der Vergangenheit, mit angeblichen oder tatsächlichen Misserfolgen nimmt einen unangemessen breiten Raum ein. Hinzu kommen Schuldgefühle und moralisierende Selbstvorwürfe, die oft mehr den Eindruck von Gewissensplunder als echter Gewissenserfahrung vermitteln.

In der Psychotherapie gilt es, diese Pseudomoralität der Selbstanklagen zu demontieren und darauf hinzuweisen, dass man nicht Gewissen hat, wenn man trostlos und mürrisch durch die Welt geht. Wer »gut« sein will, möge sich und andere voranbringen und Freude und Heiterkeit in der Welt vermehren. Doch wenn der von depressiven Störungen betroffene Mensch dies könnte, wäre er ja schon geheilt. Also gilt es, ihn mit Geduld und Spucke umzustimmen, ihn aus seiner depressiven Verstimmung herauszuheben und ihm eine humorvolle Sicht seiner Lebenssituation zu erschließen.

Verstimmungen sind das Ergebnis der Wirkung pathologischer Faktoren. Oft gehen psychosomatische Erkrankungen damit einher. Ohne Veränderung der Grundstimmung eines Menschen ist Heilung kaum denkbar. Stimmungswandel durch Chemikalien ist meist von kurzer Dauer. Besser ist eine Umstimmung durch therapeutische Gespräche und eine daraus resultierenden Umstellung der Lebensführung.

Dem depressiv beeinträchtigten Lebensgefühl entsprechen körperliche Funktionsstörungen wie Herz- und Magenbeschwerden, Appetitverlust, Schlaflosigkeit und Niedergeschlagenheit. Das Leiden der Gesamtpersönlichkeit äußert sich so auch in körperlichen Symptomen. Diese ganzheitliche Betrachtungsweise hat Gion Condrau, ein Vertreter der Daseinsanalyse, im Auge, wenn er schreibt: »In Tat und Wahrheit sind grundsätzlich alle Krankheiten psychosomatischer Natur, insofern nämlich, als bei jeder Erkrankung der ganze Mensch, also auch sein Leib, in Mitleidenschaft gezogen ist.« Eine Behandlung kann daher nicht allein an körperlichen Symptomen ansetzen, sondern muss »von einer tief greifenden Umstimmung der ganzen Wesensverfassung des Kranken begleitet werden.«[33]

Deshalb werden der Therapeut und die Gruppe besonders darauf achten, dass im Laufe der Sitzungen die düstere, gefühlsarme Welt der depressiven PatientInnen humorvoll aufgehellt wird und ein ermutigender Gefühlsaustausch stattfindet. Dieser Austausch unterscheidet sich grundsätzlich von einfachen verbalen Aufmunterungen und gutem Zureden. Er setzt eine Echtheit der Gefühle beim Therapeuten voraus und wirkt nur, wenn er die PatientInnen existenziell erreicht. Gelingt dies, so werden sich in der Regel auch die körperlichen Symptome auflösen.

Salutogenese – die eigenen Ressourcen erschließen

> »Das Leben ist zu kurz für ein langes Gesicht.«
> Nossrat Peseschkian

Es ist mitunter erstaunlich, welche Selbstheilungskräfte die depressiven Patienten brach liegen lassen. Durch ihre negative Selbsteinschätzung haben sie es nicht gelernt, die eigenen Stärken und Potenziale zu sehen und zu nutzen. Über positive Deutungen können wir in der Psychotherapie den Zugang zu diesem salutogenetischen Potenzial erschließen.

Die positive Deutung beruht auf der Annahme, dass alles an einem Menschen eigentlich Fähigkeiten und Werte sind. Der Ärger beispielsweise ist die Fähigkeit, auf die Verletzung eigener Wertvorstellungen mit Leib und Seele heftig zu reagieren. Die Wut ist die Fähigkeit, selbst in scheinbar ausweglosen Situationen noch sehr viel Energie zu mobilisieren. Die Eifersucht ist die Fähigkeit, sein Bedürfnis nach Zuwendung durchzusetzen. Und so weiter.

Diese positive Umdeutung bisher als Untugenden moralisch abgewerteter Seelenanteile ermutig die von depressiven Störungen betroffenen Menschen sehr. Zum einen werden sie entlastet, weil eigene Seelenanteile eine neue Einordnung und Bewertung (Aufwertung) erfahren. Zum anderen können sie bisher abgespaltene Seelenanteile positiv integrieren. Sie können sie zu gegebener Zeit als seelische Produktionsfaktoren bewusster und konstruktiver einsetzen. Gleichzeitig gewinnen sie durch die Integration bisher für »böse« gehaltener Seelenanteile mehr Abstand zu ihnen.

Salutogenese bedeutet über die positive Umdeutung bisher pathologisch bewerteter Charaktereigenschaften hinaus auch, den Blick in die Vergangenheit der eigenen Lebensgeschichte zu erweitern. Gab es nicht doch auch Anteile an Mutter und Vater, die heute wieder aufzugreifen und zu entwickeln sich lohnen würde? Waren da nicht auch noch Tanten und Onkel, Großmütter und Großväter, die alternative Lebenskonzepte mit in die Erziehungssituation einbrachten? Kann nicht auch an sie sinnvoll angeknüpft werden?

Die Schuldgefühle depressiver Menschen gründen auch im Schuldigbleiben der Selbstwerdung. Diese Tiefendimension der eigenen Persönlichkeitsentwicklung gilt es konkret bewusst zu machen. In ihrer vernichtenden depressiven Selbst- und Menschenverachtung verkrampfen sich viele depressiv Erkrankte, indem sie sich immer tiefer in schmerzlich erlebte Verlusterfahrungen und Missgeschicke hineinbohren. Darüber verabsäumen sie dann aber, vorhandene Potenziale der Selbstwerdung aufzugreifen und zu verwirklichen.

Den Lebensmut stärken!

Der Psychotherapeut soll einen depressiven Gegenspieler in einen freundlichen Mitspieler verwandeln, er soll das soziale Potenzial eines entmutigten Menschen aktivieren. Wenn es gelingt, den Depressiven zur Erweiterung seiner sozialen Aktivitäten zu ermutigen und ihn für soziale Beitragsleistungen zu gewinnen, dann besteht tatsächlich Aussicht auf einen Therapieerfolg. Dies stellt aber sowohl an die PsychotherapeutInnen als auch an die PatientInnen hohe Anforderungen.

Um diesen Anforderungen gerecht zu werden, bedarf es viel Mut. Nur mutige Menschen zeigen Wachstumsbereitschaft, Entwicklungswille und Wandlungsfähigkeit. Depressive Störungen sollen überwunden werden. Was aber ist dieses Überwinden? In der Philosophie finden wir eine Antwort über den Begriff des Transzendierens. Das Wort bedeutet »Überschreiten«, ein Hinausgehen über die jeweiligen Grenzen und Begrenzungen der Persönlichkeit. Wann immer ein Mensch sein aktuelles Sein innerlich und/oder äußerlich überschreitet, wird er mit existenziellen Ängsten konfrontiert. Um durch diese Ängste hindurchzugehen, braucht es Mut. Mutlose Menschen verkapseln und verschließen sich vor den Möglichkeiten ihrer Selbstwerdung. Sie bleiben sich ihr Leben schuldig. Der Existenzphilosoph Jean-Paul Sartre bezeichnete diese Einstellung als »Ursünde des Menschen«.

Neue Wege aus der Depression zu gehen heißt, aus seiner Verkapselung aufzubrechen und sich für die Menschen und Dinge zu öffnen, die an uns herankommen. Mutige Menschen wagen dieses Sichöffnen, ängstliche ziehen sich in sich selbst zurück, geben ihre Entwicklung und Reifung auf und verschließen sich.

Es ist kein leichter Job für PsychotherapeutInnen, einen derart in sich depressiv verkapselten Menschen wachzurütteln. Alfred Adler stellte fest:

»… Wer an seinem Wahn zu rütteln sucht, erscheint ihm folgerichtig als Gegner, und so empfindet er auch die ärztlichen Maßnahmen und Persuasionsversuche als gegen seine Position gerichtet und handelt demgemäß intelligent.«

Eine Heilung erfolge, so Adler, nach Maßgabe des dem Patienten verbliebenen Lebensmutes in dem Zeitpunkt, in welchem der Patient die Genugtuung seiner Überlegenheit voll genossen habe und ermutigt sei; *»der taktvolle Hinweis auf die wirklichen Zusammenhänge, fern von jeder Überlegenheitspose und von Rechthaberei hat sich in den meisten Fällen als günstig erwiesen.«*[34]

Hoffnung als Heilfaktor

Mut ist die Kraft, die wir brauchen, um durch unsere Ängste hindurch eine bessere Zukunft zu wagen. Die Vision einer besseren Zukunft erschließt uns die Hoffnung. Nur wer auf eine bessere Zukunft hofft, kann auch neue Wege aus der Depression suchen und finden.

Der französische Psychiater Déjerine stellte vor circa hundert Jahren fest: »Um seelische Leiden zu heilen, muss man in die Psyche des Kranken eintreten durch die Pforte der Hoffnung.«

Depressiv gestörte Menschen sind an Hoffnungslosigkeit erkrankte Menschen. Sie glauben nicht an sich, an ihre Zukunft, an das Leben. Sie sind auf Resignation, auf Rückzug, nicht auf Expansion eingestellt. Die Gegenwart wird als unüberwindlicher Berg von Schwierigkeiten erlebt, der den Weg in eine hoffnungsvollere Zukunft verstellt.

Doch kein Mensch kann auf Dauer ohne Hoffnung existieren. Wo keine Hoffnung ist, stirbt auch das Leben. Deswegen tauchen bei depressiven Menschen vermehrt Selbsttötungsgedanken auf. Nicht wenige begehen auch Selbstmord. Andere sterben einen langsamen qualvollen Tod, indem sie durch Kleinmut, Verzagtheit und Lebensangst das Leben auf Sparflamme reduzieren. Psychosomatische Krankheiten nehmen überhand. Am Ende gehen die Lichter aus.

In der Psychotherapie gilt es, durch das Tor der Phantasie in das Seelenleben der depressiven PatientInnen einzutreten und Raum für neue Hoffnung zu schaffen. In der Phantasie nehmen wir unsere Zukunft vorweg. In der depressiven Verstimmung wird die Funktion der Phantasie auf ein verkrampftes Grübeln über pessimistische und hoffnungslose Abgründe reduziert. Diese verkrampfte Phantasie gilt es zu entspannen und für neue Möglichkeiten und Visionen zu öffnen. Deswegen macht es auch oft sehr viel Sinn, wenn sich depressiv erkrankte Menschen die Techniken von Entspannungsverfahren aneignen. Autogenes Training, Progressive Muskelrelaxation und autosuggestive, selbsthypnotische Methoden helfen, psychische und psychosomatische Verkrampfungen zu lösen.³⁵

Von der Depression zur Selbstwerdung

»*Nimm dir Zeit, um zu arbeiten, es ist der Preis des Erfolges.*
Nimm dir Zeit, um nachzudenken, es ist die Quelle der Kraft.
Nimm dir Zeit, um zu spielen, es ist das Geheimnis der Jugend.
Nimm dir Zeit, um zu lesen, es ist die Grundlage des Wissens.
Nimm dir Zeit, um freundlich zu sein, es ist das Tor zum Glücklichsein.
Nimm dir Zeit, um zu träumen, es ist der Weg zu den Sternen.
Nimm dir Zeit, um zu lieben. Es ist die wahre Lebensfreude.
Nimm dir Zeit, um froh zu sein, es ist die Musik der Seele.
Nimm dir Zeit, um zu planen, dann hast Du Zeit für die anderen Dinge.«

Irisches Gedicht

Wenn bei einem Patienten der Mut zur Expansion wächst, stellt sich oft Angst ein. Das Ausmaß und die Intensität dieser Angst sind ebenfalls lebensgeschichtlich vorgeformt und mitbestimmt. So ist es auch Aufgabe der Psychotherapie, unverarbeitete Expansionsängste aus der lebensgeschichtlichen Frühzeit aufzuarbeiten.

Es gilt, durch diese Angst hindurch ihren Aufforderungscharakter zu erkennen, in Freiheit den nächsten Schritt hinein in eine neue Ordnung und Verantwortung zu tun. Die Gegenkräfte zur Angst sind: Mut, Vertrauen, Erkenntnis, Macht, Hoffnung, Mitmenschlichkeit und Liebe. Diese gilt es zu stärken.

Über eine Psychotherapie können sich depressiv erkrankte Menschen neue Wege der Selbstwerdung erschließen. Fritz Riemann schreibt:

»*Die wohl wichtigste neue Möglichkeit der Angstverarbeitung ist heute die Psychotherapie in ihren verschiede-*

nen Gestalten geworden: Sie deckt erstmalig die Geschichte der Angstentwicklung im Individuum auf, erforscht ihre Zusammenhänge mit individuell-familiären und soziokulturellen Bedingungen und ermöglicht die Konfrontation mit der Angst, mit dem Ziel fruchtbarer Angstverarbeitung durch Nachreifen.«[36]

Die Angst geht einher mit erneuerten Bildungsprozessen der Persönlichkeit. Körperliche, seelische und geistige Expansion ist Grenzüberschreitung, in der wir uns von Gewohntem und Vertrautem lösen und etwas Neues und Unvertrautes wagen.

Psychotherapie als Sinnbildungsprozess

»*Die Schönheit der Dinge
lebt in der Seele dessen,
der sie betrachtet.*«
David Hume

Sinnlosigkeitsgefühle der von depressiven Störungen betroffenen Menschen resultieren aus der mangelnden Persönlichkeitsbildung. Hass, Neid, Selbstanklagen und -bestrafungen führen auf Abwege. Auf der Strecke bleibt die Selbstwerdung.

Jürgen Habermas definiert Psychotherapie als die Fortsetzung unterbrochener Bildungsprozesse. Unverstandene Seelenanteile werden in einen lebensgeschichtlichen Zusammenhang gebracht. Sinnbildung heißt in diesem Zusammenhang, dass Vergangenheit, Gegenwart und Zukunft kohärent gedeutet werden. Psychotherapie zielt darauf ab, die Zukunft produktiv zu gestalten, wozu die Vergangenheit sinnvoll gedeutet wird.[37]

Lebensgeschichtliche Sinnbildung greift in historische Sinnbildungsprozesse hinein. Lebensgeschichte ist der jeweils individuelle Ort, von dem aus Weltgeschichte thematisiert wird. Psychotherapeutische Sinnbildungsprozesse finden im Kontext der soziokulturellen Welt von Therapeut und Klient statt.

Sigmund Freud, Alfred Adler, Carl Gustav Jung, Erich Fromm usw. lebten und arbeiteten bewusst im Kontext historischer, weltgeschichtlicher Sinnbildungsprozesse. Freud blickte, während seine Klienten auf der Couch frei assoziierten, auf antike Statuen, die ihm den weltgeschichtlichen Zusammenhang von alten Hochkulturen, Antike, Gegenwart und illusionsfreier, wissenschaftlicher Zukunftsorientierung sinnfällig machten. Auch Alfred Adler dachte, arbeitete und lebte im Kontext menschheits- und evolutionsgeschichtlicher Kategorien.

Das eigene Leben gestalten lernen

> »Was ist Aufklärung –
> Aufklärung ist der Ausgang des Menschen
> aus seiner selbstverschuldeten Unmündigkeit.
> Sapere aude!«
> Immanuel Kant

Ein Mensch wird nicht depressiv und bleibt nicht depressiv, wenn es ihm gelingt, seine Bedürfnisse und Lebensträume ernst zu nehmen und sich an dem zu orientieren, was davon bereits verwirklicht wurde und noch zu verwirklichen ist – statt verpassten Lebenschancen und alten Frustrationen nachzutrauen.

Sozialer Status, Familiensituation, Alter, Geschlecht, äußere Erscheinung und intellektuelle Fähigkeiten können die Entwicklungsmöglichkeiten eines Menschen begrenzen, aber jeder von uns kann im Zusammenwirken mit Gleichgesinnten seine vielfältigen seelischen Fähigkeiten (Phantasie, Verstand, Emotionen, Wille) einsetzen, um aus der Gegenwart heraus in Zukunft der Vergangenheit eine andere Wendung zu geben. Bestimmte Lebensmuster müssen nicht zum Gefängnis werden, sie sind keine untilgbaren und unentrinnbaren Prägungen. Wir sind zu Veränderungen fähig und können die Möglichkeiten nutzen, die uns unser Leben bietet. Die Depressionsexperten Silvano Arieti und Jules Bemporad stellen fest:

> *Der Therapeut kann sich nicht an den Gedanken halten, dass das Leben sinnlos sei, denn sonst wird auch die Therapie sinnlos ... Er ist also davon überzeugt, dass jeder Mensch seinem Leben einen Sinn geben kann.*[38]

Indem wir nach und nach unsere Eigenaktivität erhöhen, können wir zum Steuermann bzw. zur Steuerfrau unseres eigenen Lebens werden. Das Leben sinnvoll gestalten lernen, erfordert vor allem eine tragfähige Ausgestaltung zwischenmenschlicher Beziehungen.

»Ja, aber!« sind die depressiv Gehemmten zu sagen gewohnt. Aber wegen meiner Depression kann ich doch nicht aktiv sein. »Ja!« sagen wir in der Psychotherapie. »Ja, du kannst!« trotz deiner Depressionen. Fasse den Mut, dich für deine Lebensmöglichkeiten zu öffnen. Und fasse den Mut, sie zu verwirklichen. Es wird kein anderer kommen, dein Leben für dich zu leben.

Das Rad der Liebe in Schwung bringen

> »*Ich weiß sehr wohl, dass es oft einen Reiz hat, allein zu sein und allein zu denken, doch dieser Reiz wandelt sich schnell in Traurigkeit, wenn man unglücklicherweise daran zu denken beginnt, dass man immer nur allein wird denken können. Man darf dies also keinesfalls bemerken, und im Grund des Herzens muss die Hoffnung sein, dass man eines Tages mit einem anderen denken will.*«
>
> Emilie von Berlepsch

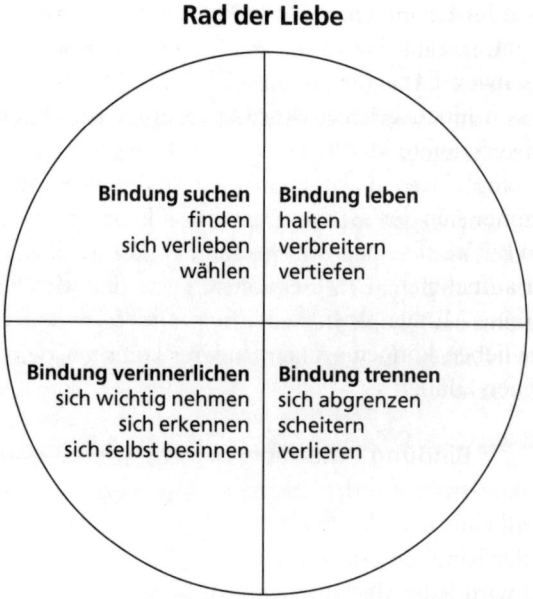

Die vier Dimensionen der Liebesfähigkeit bilden das Rad der Liebe. Sie ergänzen und bedingen sich wechselseitig. Ausgewogen gelebt, bringen sie das Rad der Liebe in Bewegung und halten es in Schwung.

Depressiv verstimmte Menschen haben diesen Schwung verloren – oder noch nie richtig in Gang bringen können. Liebe, Liebenwollen und Geliebt-werden-Wollen sind vielen depressiven Menschen das Wichtigste im Leben – doch sie haben ihre Fähigkeiten in den vier Dimensionen der Liebe nur wenig oder sehr einseitig ausgebildet.

Begeisterung – die Fähigkeit, über sich hinauszugehen
Depression bedeutet in aller Regel Rückzug, Kontaktabbruch, Kontaktarmut usw. Bindungen suchen, neue Kontakte finden, sich verlieben, jemanden wählen und sich für ihn zu begeistern – das ist nicht das Metier depressiver Menschen.

Dieses Sich-nicht-Verlieben ist auch ein Sich-nicht-verlieben-Können. Wie der von depressiven Störungen betroffene Mensch im Leben generell nicht freudig zu expandieren gelernt hat, so fällt ihm auch im Bereich der Liebe die Expansion schwer. Expandieren heißt, sich ausdehnen, erweitern, über sich hinausgehen. Dieses Transzendieren fürchten depressiv erkrankte Menschen wie der Teufel das Weihwasser.

Zu empfehlen ist die Transzendenz der kleinen Schritte. Wo immer sich der depressiv gestörte Mensch befindet, kann er den Blick auf seine Mitmenschen richten – und Kontakt zu ihnen aufnehmen. Die Liebe geht durch die Mitmenschen. Wer seine Mitmenschen lieben lernt, wird auch sich selbst besser lieben können – und einen lieben Menschen für sich gewinnen können.

Bindung – die Fähigkeit, Intimität herzustellen
Charakteristisch für depressive Störungen ist ein ausgeprägtes Bedürfnis nach Verbundenheit, oft in der Form, wie man es in der Kindheit erlebte oder ersehnte. Vor diesem Hintergrund wird jede Ablösung zu einem Problem, eben weil das Gefühl der Verbundenheit und Geborgenheit in Frage gestellt wird und sich erhebliche Ängste entwickeln.

Doch die Fähigkeit depressiver Menschen, Bindungen zu leben, zu halten, zu verbreitern und zu vertiefen hat etwas Krampfhaftes an sich. Meist gibt es eine Person, auf die alles Sinnen und Trachten gerichtet ist: die Mutter, der Partner, aber auch eine Institution oder eine Führungsfigur kommen in Frage.

Sie wollen so dicht wie möglich am anderen haften, reagieren deshalb schon bei kurzen Trennungen mit Panik. So kommt es zum typisch depressiven Teufelskreis, der nur im Wagnis der Ich-Werdung, des autonomen Subjekt-Seins durchbrochen werden kann. An depressiven Störungen leidende Menschen sind sehr abhängige Menschen. Sie haben noch nicht gelernt, ihr Selbstsein und ihre Autonomie wirklich werden zu lassen. So begeben und erleben sie sich ständig in Abhängigkeit, aus der sie kein Entrinnen für möglich halten.

Der Weg depressiver Menschen zu vermehrter Liebesfähigkeit, durch die die Liebe wirklich intensiv gelebt werden kann, führt über die Umwertung von Scheitern, Trennung und Verlust. Nur wer auch diese Dimensionen menschlichen Existierens sinnvoll in sein Beziehungsgeschehen integriert, kann auf Dauer wirkliche Intensität der Liebe leben.

Ablösung – die Fähigkeit, sich zu trennen

Depressiven Menschen fällt es reichlich schwer, sich abzugrenzen und Bindungen zu trennen. Sich-trennen-Können und Konfliktfähigkeit sind wenig ausgebildet. Differenzen werden als beginnende Katastrophen erlebt. Selbst das kleinste Scheitern kann sich zur größten Krise auswachsen. Nichts fürchten depressiv erkrankte Menschen mehr als den Verlust.

Diese Ängste gründen nicht selten in unbewussten und unbearbeiteten früheren Verlusten und Traumata: heftige Konflikte und Scheidung der Eltern; Tod geliebter Personen; schwere Enttäuschungen und Vertrauensverluste usw.

Solange diese Hinter- und Abgründe des deprimierten Seelenlebens nicht bewusst durchgearbeitet werden, werden sie ein depressives Leben lang ihre unbewusste Wirkung aufrechterhalten. Die psychotherapeutische Aufarbeitung dieser lebensgeschichtlich prägenden Erlebnisse eröffnet die Möglichkeit ihrer Neubewertung. Dann können auch das Sich-Loslösen und die Trennung mit Blick auf eine neue Bindung, die Distanz als Voraussetzung für Annäherung positiv gelebt werden.

Selbstbesinnung – die Fähigkeit, mit sich selbst achtsam und höflich umzugehen

> *»Ein geistreicher Mensch hat, in gänzlicher Einsamkeit,
> an seinen eigenen Gedanken und Phantasien vortreffliche Unterhaltung,
> während von einem stumpfen die fortwährende Abwechslung
> von Gesellschaften, Schauspielen, Ausfahrten und Lustbarkeiten,
> die marternde Langeweile nicht abzuwehren vermag.«*
>
> Arthur Schopenhauer

Loslösung ist die Bedingung der Verinnerlichung von Beziehungserlebnissen. Schon in früher Kindheit beginnt dieses Wechselspiel der Selbstwerdung. Im Dialog liebender Personen kann es lebenslang kultiviert werden. So lernen wir, Bindungen zu verinnerlichen, uns wichtig zu nehmen und uns auf uns selbst zu besinnen.

Nicht erst durch den Tod geliebter Personen und die damit verbundene Trauerarbeit integrieren wir wertvolle Beziehungserlebnisse. Die Dialektik von mitmenschlichem Beziehungserleben und autonomer Selbstwerdung ist das Grundlegende Geschehen jeder gesunden Persönlichkeitsbildung.

Sie ist die Interaktion, über die wir uns selbst lieben und erkennen lernen. Auf diese Weise bauen sich Selbstvertrauen und Selbstachtung auf. So gelangen wir zu psychischer Stabilität und persönlicher Identität.

»Gegen Depressionen kann man vorbeugen« empfiehlt Gary Emery den Frauen in seinem Buch *Wege aus der Depression*, »indem Sie Selbstachtung und Selbstvertrauen entwickeln, ein ausgeglichenes Leben führen und selbstständig an den verschiedenen Aktivitäten teilnehmen, statt sich für die emotionalen und intellektuellen Bedürfnisse auf die Familie zu verlassen. Mit anderen Worten, Frauen müssen Unabhängigkeit, Produktivität und Vergnügen für sich selbst mit einbeziehen, anstatt das eingeschränkte Ziel zu verfolgen, dem Unternehmer, Ehemann und den Kindern zu dienen und Befriedigung stellvertretend von den Tätigkeiten der anderen abzuleiten.«[38]

Was für die Frauen gilt, gilt auch für die Männer. Ein gesundes Selbstsein stärkt die emotionale Basis, auf der aufbauend dann solide neue mitmenschliche Beziehungen erlebt und alte Verbindungen auf immer wieder neue Weise intensiviert werden können.

Wir müssen das Rad der Liebe nicht neu erfinden – den Zyklus seiner Themen bringt das Lebens mit sich –, aber jeder von uns ist verantwortlich dafür, ob er sein Rad der Liebe in Bewegung bringt und hält.

Altern als Lebensaufgabe

»Was ist Leben? Ein kurzes Grüssen und – ein Abschied nehmen müssen.«
Ibsen

Sinnlosigkeitsgefühle nach jahrzehntelanger, angestrengter, engagierter Arbeitstätigkeit, die Angst vor Krankheiten, ohnmächtiger Hilflosigkeit und Vereinsamung und viele Alterssorgen mehr können eine Altersdepression mit konstellieren helfen.

Aber nicht alle Menschen, die ihren Lebenspartner verlieren, in Rente gehen oder körperlich abbauen, werden altersdepressiv. Welche Charaktereigenschaften bauen altersdepressiven Entwicklungen vor? Was muss ich tun, um auch im Alter seelisch fit zu bleiben?

Die Lebenserwartung der Menschen ist im 20. Jahrhundert enorm gestiegen. Bis vor nicht allzu langer Zeit galt das Rentenalter als Schallgrenze. Wer 66 Jahre alt wurde, galt als Greis und konnte bestenfalls auf weitere zehn Lebensjahre rechnen. Heute liegt die *durchschnittliche* Lebenserwartung bereits um die 80 Jahre. Wir müssen ernstlich ein volles Jahrhundert als menschliche Lebensspanne in Betracht ziehen.

Damit ist klar: Altern im dritten Lebensdrittel ist eine zentrale Lebensaufgabe, auf die man sich seelisch-geistig nicht früh genug vorbereiten kann.

Die moderne Psychologie geht davon aus, dass die Art und Weise, wie ein Mensch seine Lebensaufgaben erlebt und gestaltet, vom Charakter des Menschen abhängt. Die Grundlagen seines Charakters bildet der Mensch in Kindheit und Jugend aus. Das lässt uns auch verstehen, wieso im Alter nicht selten die Charakterschwächen aus Kindheit und Jugend wieder dominant werden.

Wer das Alter gut bestehen will, soll sein Leben lang trainieren, flexibel auf neue Lebensanforderungen zu reagieren. Man kann, was die Charakterbildung anbetrifft, auch im Erwachsenenalter viel dazugewinnen. Der Charakter eines Menschen ist nicht von Geburt an festgelegt, sondern setzt sich aus der Summe der Lebensbezüge zusammen, die ein Mensch zustande – oder nicht zustande bringt.

Was aber, wenn das hohe Alter bereits erreicht wurde? Auch für ältere Menschen gilt: Sie stehen vor der Aufgabe, jeden Tag ihren Teil dazu beizutragen, dass die Welt heller und freundlicher wird. Grundsätzlich ist dies für jeden älteren Mitmenschen möglich, auch dann, wenn körperliche Krankheiten die Lebensfreude beeinträchtigen. Wer Altern als Aufgabe versteht, wird immer versuchen, seelisch und geistig einen Ausgleich zu schaffen.

Was aber ist mit den vielen altersdepressiven oder auf andere Art seelisch und geistig verwirrten Menschen? Diese Menschen haben es nicht verstanden, das Alter sinnvoll zu gestalten. Ihre seelisch-geistigen Krankheiten sind die Folge davon, dass sie ihre derzeit wichtigste Lebensaufgabe, das schöpferische Altern in Muße, nicht wahrnehmen und aktiv leisten.

Altersdepressionen setzen in aller Regel im siebten Lebensjahrzehnt ein. Auslöser der Altersdepression sind nicht selten der Verlust des Lebenspartners und das Ausscheiden aus dem Berufsleben.

Die Altersdepression erweist sich aus tiefenpsychologischer Sicht als resignativer Rückzug vor der Aufgabe, das Altern sinnvoll zu gestalten. Menschen, die ihr Leben lang wenig geübt haben, sinnvollen Umgang mit sich selbst zu pflegen, geraten im höheren Alter nicht selten in enorme Schwierigkeiten. Auf sich selbst gestellt, fühlen sie sich dem Alter ohnmächtig ausgeliefert.

Altern ist eine anspruchsvolle Lebensaufgabe, die derjenige gut bestehen wird, der schon früh im Leben tragfähige Wertorientierungen schafft, auf denen dann im Alter sinnvoll aufgebaut werden kann. Vor allem der geistig interessierte und gebildete Mitmensch ist in der Lage, auch im Alter freudig am Leben teilzuhaben.

Leider wird es den älteren Menschen in unserer Gesellschaft noch immer sehr schwer gemacht, ein positives Bild des Alterns zu entwickeln. Eine Ärztin, die in einem Krankenhaus für ältere Mitbürger arbeitet, stellte in einer Supervisionssitzung fest:

»*In unserer auf ›ewige Jugendlichkeit‹ getrimmten Zeit wundert ein Anstieg der Altersdepressionen nicht. Als sei die Jugend das Ziel des Weges und nicht sein Beginn, wird von den Älteren verlangt, sich ständig an der Jugend zu messen und sie zu kopieren, um anerkannt zu werden. Unsere Gesellschaft setzt auf Jugend, Leistung, Fitness, Risikofreude – Weisheit ist nicht so sehr gefragt. Der aus dem Berufsleben ausgeschlossene Mensch fühlt sich isoliert und wertlos. Zusätzlich bedrücken ihn oft wirtschaftliche Nöte und zunehmende Ängste, bedingt durch Umweltkatastrophen, Kriege, Gewaltverbrechen und so weiter.*«

Gesellschaftliche Isolierung, fehlende Kommunikation und unzureichende mitmenschliche Beziehungen verstärken das Gefühl der Leere und Hoffnungslosigkeit nur noch. Das Leben bedeutet nicht mehr Entfaltung, sondern nur noch Vergehen.

Fest steht, dass ein Umdenken im Umgang mit unseren älteren Mitmenschen erforderlich ist. Sicher ist jedoch auch, dass in Würde zu altern eine Kunst ist, deren Grundlagen bereits in der Jugend geschaffen werden müssen.

Tatsächlich versäumen es viele Menschen, einen vernünftigen Lebensplan aufzubauen, der die Grundlage für ein sinnvolles Leben bis ins höchste Alter bildet. Wer es verabsäumt, sich die Weisheit der Jugend und des Erwachsenenlebens zu erschließen, wird auch im Alter nur mühsam ein philosophisches, das heißt vernünftiges und am Ideal der Weisheit orientiertes Leben führen können.

In unserer (Un-)Kultur ist es nicht verwunderlich, dass viele junge Menschen an Anpassungsstörungen leiden, die sich im Alter zu depressiven Verstimmungen verdichten. Unsere Gesellschaft bietet den jungen Menschen einseitige Wertorientierungen an, die jenen, die sich für Geld, Leistung, Erfolg, Ruhm, Schönheit, Reisen und so weiter begeistern können, zunächst eine Lebensorientierung bieten. Viele Jugendliche schaffen diesen Dreh und kompensieren ihre Anpassungsstörungen durch ein manisches Expansionsverhalten, das in unserer marketingorientierten Leistungsgesellschaft erst einmal zum Erfolg führen kann.

Arbeit, Leistung und Karriere werden zu obersten Lebenszielen gemacht. Eigene Schwächen und Hilflosigkeitsgefühle sowie unterentwickelte Persönlichkeitsanteile werden durch Leistungsstärke verdrängt. Einseitige Lebensorientierungen dominieren. Wenn dann nach einigen Jahrzehnten der »höfliche Mann« an der Tür anklopft, tragen die mit dem einseitigen Lebensziel verbundenen Gewohnheiten, Einstellungen, Gedanken, Wünsche, Gefühle und Aktivitäten nicht mehr. Die physische Leistungsstärke im Alter nimmt ab, die damit verbundenen Verdrängungsmechanismen werden unwirksam, Hilflosigkeit überschwemmt das Bewusstsein und erzeugt Desorientiertheit; nie gründlich aufgearbeitete Anpassungsstörungen aus Kindheit und Jugend werden übermächtig; der »Schatten« des eigenen Lebens holt den alternden Menschen ein.

Viele Menschen resignieren im Alter, weil sie sich dieser Aufgabe nicht gewachsen fühlen – und weil sie sich ihr Leben lang nicht genügend darauf vorbereitet haben. Es braucht viel Feinsinn und Geduld, diesen älteren Menschen Mut zu geben. Aber selbst in scheinbar hoffnungslosen Fällen kann mitunter in kleinen Schritten eine Veränderung hin zu mehr selbstverantwortlicher Lebensgestaltung bewirkt werden.

Worauf es ankommt, wenn ein Mensch in Würde und Weisheit altern möchte, hat Goethe sehr schön in einer seiner lyrischen Dichtungen ausgesprochen:

> »*Die Jahre nahmen dir, du sagst, so vieles:*
> *Die eigentliche Lust des Sinnenspieles,*
> *Erinnerung des allerliebsten Tandes*
> *Von gestern, weit- und breiten Landes*
> *Durchschweifen frommt nicht mehr; selbst nicht von oben*
> *Der Ehren anerkannte Zier, das Loben,*
> *Erfreulich sonst. Aus eignem Tun Behagen*
> *Quillt nicht mehr auf, dir fehlt ein dreistes Wagen!*
> *Nun wüßt ich nicht, was dir Besondres bliebe?‹*
>
> *Mir bleibt genug! Es bleibt Idee und Liebe!*«
>
> Johann Wolfgang von Goethe

»Idee und Liebe« als Wertorientierungen machen ein Altern in Würde und Weisheit möglich. Diese Gegenbewegung gegen altersdepressive Verirrungen gelingt denen leichter, die bereits in früheren Lebensstufen »Idee und Liebe« als Wertorientierungen in ihr Leben integriert hatten. Interesse für die geistigen Errungenschaften und Pläne der Menschheit und mitmenschliche Gestaltung der sozialen Lebensbereiche bilden die Fundamente, auf denen ein hohes produktives Alter in Freude und Heiterkeit errichtet werden kann. Nur wer es lernt, über den engen Tellerrand seiner egozentrischen Interessen hinauszusehen und Anteil zu nehmen am Ringen der Menschheit um seelisch-geistigen Fortschritt, wird im Alter hoffnungsstark den Alltag gestalten können. »Idee und Liebe« sind menschheitliche Werte, für die wir uns schon jetzt täglich einsetzen können und an denen wir die Gestaltung unseres Alltags orientieren können.

Wertbewusstsein steigern

*»Mach andern Freude! Du wirst
Erfahren, dass Freude freut.«*
Fr. Th. Vischer

Weg vom Leid und Mitleid – hin zur aktiven Lebensgestaltung. Bereits in der Antike gab es das Gleichnis der vier Temperamente: Ist ein Choleriker unterwegs und versperrt ihm ein Stein den Weg, gerät er außer sich und hört nicht mehr auf mit seinen Beschimpfungen. Doch wenn der Sanguiniker (der Lebensfrohe) auf seinem Spaziergang auf einen Stein trifft, dann kehrt er nicht etwa resigniert um (wie der Melancholiker) oder setzt sich hin (wie der Phlegmatiker), sondern springt über das Hindernis hinweg und geht frohen Mutes weiter.

Weichen wir auf Dauer unserer Selbstwerdung aus, werden wir mehr und mehr zum Objekt des Lebens. Anstatt erwachsen zu werden und uns aktiv in die Wertzusammenhänge in Wirtschaft, Gesellschaft, Politik und Kultur einzubringen, bleiben wir dem Leben unseren Beitrag schuldig.

In der Psychotherapie werden unweigerlich auch ethische Fragen aufgeworfen. Ein wichtiger Schritt zur Überwindung der Depression besteht darin, die Wertblindheit und Entwertungstendenz der PatientInnen zu bearbeiten. Folgende Gedanken des Philosophen Nicolai Hartmann können ohne Einschränkungen auf die Situation des Depressiven übertragen werden:

»Wer an Menschen und Menschengeschicken stumpf vorübergeht, wen das Erschütternde nicht erschüttert, das Erhebende nicht erhebt, für den ist es vergeblich da im Leben, er hat keinen Teil daran. Wenn das Organ fehlt für den Sinn der Lebensverhältnisse, für das unerschöpflich Bedeutungsvolle von Personen und Situationen, Verhältnissen und Geschehnissen«, so schreibt Hartmann,

»dem bleibt die Welt sinnlos, das Leben bedeutungslos. Die äußere Leere und Eintönigkeit seines Lebens ist der Reflex seiner inneren Leere, seiner moralischen Blindheit. Denn die wirkliche Welt, in der er steht, der Strom des Menschenlebens, der ihn trägt und mitführt, entbehrt nicht der Mannigfaltigkeit und Fülle. Sein Leerausgehen inmitten der Fülle ist seine eigene Verkennung des Lebens.«[39]

Diese Fülle des Lebens gilt es, dem Depressiven in der Therapie erlebbar zu machen. Es kommt darauf an, ihn anzuregen, innerhalb seiner Möglichkeiten selbst Werte zu verwirklichen. Er kann sich auf den Weg machen, selbsttätig den zu schmalen Wertentwurf seiner Vergangenheit zu erweitern. In der Psychotherapie sind wir bestrebt, dem Klienten eine Öffnung seiner engen Persönlichkeit und das Erlebnis vermehrter Lebensfreude zu ermöglichen.

Allerdings dürfen wir uns diesen Prozess nicht als ein einfaches und unkompliziertes Machen vorstellen. Es werden hierbei nicht rationale Ideen vermittelt, sondern die ganze Arbeit basiert auf tief greifenden Gefühlsumstrukturierungen. Da der an Depressionen leidende Mensch in seiner Ganzheit – seinen Gedanken, Gefühlen und körperlichen Empfindungen – depressiv strukturiert ist, hat die Veränderung der Person in ihrer Ganzheit und in all ihren Teilbereichen zu erfolgen. Heilung des depressiv verstimmten Menschen geht den Weg über die Ganzwerdung der Persönlichkeit.

Schreiben als selbsttherapeutische Methode

> »Ich habe über die Melancholie geschrieben, um sie mir mit dieser
> Unternehmung vom Leibe zu halten. Es gibt nämlich keine gewichtigere
> Ursache der Schwermut als den Müßiggang und kein besseres
> Heilmittel, als sich zu beschäftigen ... Und eben um die aus der
> Untätigkeit geborene Lethargie nicht aufkommen zu lassen, habe ich
> mich dem, was bei Macrobius spielerische Mühe heißt, unterzogen und
> meine freien Stunden sinnvoll genutzt.«
>
> Robert Burton: Anatomie der Melancholie

Tun Sie es Robert Burton gleich und schreiben Sie! Schreiben Sie fiktive Briefe an Ihre Mutter, an Ihren Vater, an Ihre Großeltern. Schreiben Sie auf, was Ihnen zu Ihrer Kindheit, zu Ihren Geschwistern, zu ersten depressiven Erfahrungen usw. einfällt – ohne die Briefe wirklich abzuschicken.

Wenn Sie eine Psychotherapie suchen oder bereits in Psychotherapie sind: Schreiben Sie auf, was Sie innerlich und äußerlich beschäftigt. Indem Sie Ihr Innenleben zu Papier bringen, lernen Sie sich achten und ernst zu nehmen.

Suchen Sie geeignete Gesprächspartner, mit denen Sie über Ihre Erlebnisse sprechen können. Es ist immer besser, einen guten Psychotherapeuten und gute FreundInnen zu haben. Und wenn Sie dann noch mit Ihren Familienmitgliedern und Ihren BerufskollegInnen deutlicher über Ihre Bedürfnisse und Anliegen sprechen lernen, sind Sie auf einem guten Weg der Besserung.

Es reicht nicht, ein oder zwei oder drei Stunden in der Woche in eine Psychotherapie zu gehen. Psychotherapie ist bestenfalls Hilfe zur Selbsthilfe, damit Sie ihr Leben selbst besser gestalten lernen. Werden Sie nach und nach Ihr eigener Therapeut. Lernen Sie den achtsamen und höflichen Umgang mit sich selbst.

Als Leitfaden für Ihr selbsttherapeutisches Schreiben können Sie auch folgenden Fragebogen verwenden:

- Der Vater: Was war er von Beruf, wie war sein Charakter und wie war Ihre Beziehung zu ihm?

- Die Mutter: Was war sie von Beruf, wie war ihr Charakter und wie war Ihre Beziehung zu ihr?
- Wie war die Ehe Ihrer Eltern?
- Hatten Sie Geschwister? Wie waren sie und wie war Ihre Beziehung zu ihnen?
- Wie waren Sie selbst als Kind?
- Schreiben Sie drei konkrete Erinnerungen aus Ihrer Kindheit auf, z. B. »Ich war fünf Jahre alt, es war Ostern, Tante Elfriede kam zu Besuch ...«
- Wie ging es Ihnen in der Schule?
- Wie war Ihre soziale Integration: Waren Sie mitten drin, hatten Sie Freunde oder waren Sie Außenseiter?
- Wie waren Ihre schulischen Leistungen?
- Wie waren Ihre Interessen in der Jugend (z. B. Sport, Lesen, Vorbilder usw.)?
- Wie waren die Wohn- und Vermögensverhältnisse in der Familie?
- Was haben Sie nach dem Schulabschluss beruflich gemacht?
- Wann und wie haben Sie sich aus dem Elternhaus abgelöst?
- Wie waren bisher Ihre längeren Partnerschaften?
- Wie erleben Sie ihre derzeitige Beziehung – bzw. Ihren Beziehungswunsch?
- Wie erleben Sie sich im Verhältnis zu Ihren aktuellen Familienmitgliedern (Kinder, Eltern usw.)?
- Welchen Berufswunsch hatten Sie früher?
- Haben Sie Ihre Berufswahl verwirklichen können?
- Wie erleben Sie sich derzeit am Arbeitsplatz?
- Wenn Sie sich beruflich verändern würden – was möchten Sie erreichen?
- Warum wollen Sie eine Psychotherapie machen?
- Wurde vor der jetzigen Behandlung bereits eine Psychotherapie durchgeführt? Was haben Sie sich in dieser Therapie erarbeiten können? Was blieb unbearbeitet?
- Wurden Sie bereits stationär behandelt? Wie haben Sie den Aufenthalt erlebt? Wurde auch psychotherapeutisch gearbeitet? Was wurde erarbeitet?

- Leiden Sie oder haben Sie an schweren körperlichen Krankheiten gelitten? Wie wurden diese Krankheiten behandelt?
- Was hat Sie beim Beantworten dieser Fragen am meisten berührt?
- Was möchten Sie in einer Psychotherapie bearbeiten?
- Was wollen Sie in den restlichen Monaten des laufenden Jahres erreichen?
- Was wollen Sie in den nächsten fünf Jahren Ihres Lebens erreichen?
- Was ist Ihr Geheimnis, über das Sie mit noch keinem Menschen gesprochen haben?
- Um Ihre Aufzeichnungen weiter zu bearbeiten, suchen Sie sich je nach Ihrer Lebenssituation geeignete Gesprächspartner.

Die folgende Checkliste hilft Ihnen, Ihr vorhandenes Gesundheitspotenzial zu aktivieren und zu erweitern.

Wenn Ihnen diese Checkliste zu schwierig erscheint, sollten Sie auf alle Fälle psychotherapeutische Hilfe aufsuchen. Am Ende des Buches finden Sie einige nützliche Adressen, über die Sie sich den Zugang zu PsychotherapeutInnen und anderen Gesundheitsexperten erschließen können. Es steht Ihnen auch frei, bei Ihrer Krankenkasse um Rat nachzufragen. Auch bei der für Sie zuständigen Kassenärztlichen Vereinigung, die Sie ebenfalls über Ihre Krankenkasse in Erfahrung bringen können, gibt es Listen von Psychotherapeutinnen und Psychotherapeuten, an die Sie sich wegen einer Behandlung wenden können.

Checkliste: mein Gesundheitspotenzial

Was mir in Zukunft wichtig sein wird	sehr wichtig	auch wichtig	Spontanaussagen
Ich werde vermehrt Kontakt zu Freundinnen und Freunden suchen und Beziehungen zu neuen Menschen aufnehmen			
Ich sehe die Möglichkeit, mich mit lebenden und/oder toten Familienangehörigen zu versöhnen – insbesondere mit:			
Ich will ein positives Verhältnis zu meinem Körper herstellen, indem ich meinen Körper pflege und bewege			
Ich reduziere den Konsum bzw. verzichte auf den Konsum von Nikotin, Alkohol, Haschisch und/oder anderen Psychopharmaka			
Ich nehme meine depressiven Verstimmungen ernst und suche nach hilfreichen Gesundheitsexperten (PsychotherapeutInnen usw.)			
Ich erstelle eine Liste, auf der ich mir vor Augen halte, was mir in diesem Jahr und in den nächsten fünf Jahren wertvolle Ziele sind			
Ich suche in meiner Lebensgeschichte vermehrt nach wertvollen Erlebnissen, die mein Selbstvertrauen bereits einmal gestärkt haben			
Ich suche GesprächspartnerInnen, mit denen ich sinnvoll über Gesellschaft, Politik und Weltanschauungen sprechen kann			
Ich liebe meinen Mann bzw. meine Frau. Ich weiß, dass er bzw. sie mich auch liebt. Ich werde unsere Liebe durch mein Tun bekräftigen			

Was mir in Zukunft wichtig sein wird	sehr wichtig	auch wichtig	Spontan-aussagen
Ich werde mir zur Erledigung meiner anstehenden Aufgaben Hilfe holen, insbesondere brauche ich Hilfe bei:			
Wenn ich keine Depressionen hätte, würde ich Folgendes tun: Wer kann mir helfen, damit ich diese Ziele erreiche?			
Ich werde ab jetzt jeden Tag mindestens einmal bewusst freundlich Kontakt zu meinen Mitmenschen aufnehmen			
Ich werde ab jetzt jeden Tag mindestens einem Menschen irgendwie behilflich sein – und sei es nur in kleinen Dingen			
Ich werde mich selbst in Zukunft ebenso höflich, freundlich und liebevoll behandeln, wie ich mit einem Kind umgehen würde			
Ich habe handwerkliche Fähigkeiten, die ich wieder vermehrt einsetzen werde, insbesondere kann ich:			
Ich habe Zugang zu den Künsten (Musik, Bilder, Theater, Literatur usw.) und interessiere mich insbesondere für:			
Eigentlich möchte ich gerne zweisam sein. Ich suche nach neuen Wegen, einen Partner, eine Partnerin kennen zu lernen			
Ich bewege mich gerne in freier Natur und suche mir Gleichgesinnte, mit denen ich Radtouren, Spaziergänge und anderes unternehmen kann			
Ich lade demnächst wieder Freunde und/oder Freundinnen zu mir nach Hause ein. Das hilft mir, meine Wohnung aufzuräumen			
Ich konzentriere mich darauf, eine wichtige Entscheidung zu treffen, insbesondere gilt es Folgendes zu klären:			

Anmerkungen

1) Nossrat Peseschkian: *Psychosomatik und Positive Psychotherapie*, S. 443
2) Ursula Nuber: Aus der Depression ins Leben, in: *Psychologie heute*, Januar 1988, S. 22 ff.;
   siehe auch: Dilling, H. / Weyerer, S. / Castell, R.: *Psychische Erkrankungen in der Bevölkerung*
3) Nach einer Erhebung im Kanton Zürich; siehe Rubrik »Presseinformationen« im Internet unter: www.kjpd.unizh.ch/de/index-de.html
4) Thomas Kornbichler: *Unter Deutschen – Innenwelten/Außenwelten*, Berlin 1992; Kornbichler (Hrsg. zusammen mit Hartwig, Christa-Jana): *Kommunikationskultur und Arbeitswelt. Psychologische Dimensionen der beruflichen Weiterbildung im Transformationsprozess*, Berlin 1994.
5) Nossrat Peseschkian: *Psychosomatik und Positive Psychotherapie. Geschichten*
6) Schmidbauer, Wolfgang: *Die hilflosen Helfer. Über die seelische Problematik der helfenden Berufe*, S. 13
7) *Der Tagesspiegel*, Nr. 17, Berlin, 30. Oktober 2002
8) Nossrat Peseschkian: *Der Kaufmann und der Papagei*. S. 73 f.
9) Ursula Nuber: Aus der Depression ins Leben, in: *Psychologie heute*, Januar 1988, S. 24
10) Die Theorie vom »Rad der Beziehungen« habe ich ausführlicher in meinem Buch »*Die Kunst, sich in den Richtigen zu verlieben*« dargestellt.
11) Ursula Nuber: Aus der Depression ins Leben, in: *Psychologie heute*, Januar 1988 S. 24
12) ebenda, S.24
13) Thomas Kornbichler: *Nossrat Peseschkian – Morgenland/Abendland – Positive Psychotherapie im Dialog der Kulturen*, Frankfurt/Main 2003
14) Nossrat Peseschkian: *Des Kaisers neue Kleider*, S. 140
15) Thomas Kornbichler: *Die Kunst, sich in den Richtigen zu verlieben*, Stuttgart 2004
16) Freud, Sigmund: *Trauer und Melancholie*, S. 200
17) Alfred Adler: *Melancholie und Paranoia*, in: Praxis und Theorie der Individualpsychologie, Frankfurt am Main 1972, S. 265–280
18) Harald Schultz-Hencke: *Schicksal und Neurose. Versuch einer Neurosenlehre vom Bewußten her*, Jena 1931, S. 77

19) Harald Schultz-Hencke: *Lehrbuch der Analytischen Psychotherapie*, Stuttgart 1951, S. 105 ff.: »Die depressive Struktur«
20) Harald Schultz-Hencke: *Einführung in die Psychoanalyse*, Jena 1927, S. 145 ff.
21) Fritz Riemann: *Grundformen der Angst. Eine tiefenpsychologische Studie*, München 1975
22) Siehe hierzu auch: Nossrat Peseschkian: *Psychosomatik und Positive Psychotherapie*, Frankfurt/M. 1997
23) Erwin Straus: *Das Zeiterlebnis in der endogenen Depression und in der psychopathischen Verstimmung*, in: Psychologie der menschlichen Welt, Gesammelte Schriften, Berlin – Göttingen – Heidelberg 1960, S. 126–140
24) Siehe hierzu Thomas Kornbichler: *Die Sucht, ganz oben zu sein. Zur Psychopathologie des Machtstrebens*, Frankfurt/M. 1996
25) Arieti, Silvano / Bemporad, Jules: *Depression*. S. 449
26) Artikel in der Ärzte-Zeitung (Nr. 155) vom 3. September 2001
27) Ursula Nuber: *Aus der Depression ins Leben*, in: *Psychologie heute*, Januar 1988, S. 22 ff.
28) Thomas Kornbichler: *Die Kunst, sich in den Richtigen zu verlieben*, S. 161 ff.
29) Alfred Adler: *Melancholie und Paranoia*, in: Praxis und Theorie der Individualpsychologie, Frankfurt am Main 1972, S. 265–280
30) Nossrat Peseschkian: *Positive Familientherapie. Aus der Praxis einer Behandlungsmethode*, Frankfurt/M 2003
31) ebenda
32) Rattner, Josef: *Selbsterkenntnis und Menschenkenntnis*, S. 42
33) Condrau, Gion: *Angst und Schuld als Grundprobleme der Psychotherapie*, S. 202
34) Adler, Alfred: *Melancholie und Paranoia*, S. 270 ff.
35) Jürgen Habermas: Erkenntnis und Interesse, Frankfurt/M. 1973
36) ebenda
37) Fritz Riemann: *Grundformen der Angst. Eine tiefenpsychologische Studie*. München 1975
38) Arieti, Silvano / Bemporad, Jules: *Depression*, S. 473
39) Gary Emery: *Wege aus der Depression*, Bergisch Gladbach S. 14
40) Hartmann, Nicolai: *Ethik*, S. 7 f.

Literaturverzeichnis

Abraham, Karl: Klinische *Beiträge zur Psychoanalyse aus den Jahren 1907–1920*, Leipzig-Wien-Zürich, 1921

Abraham, Karl: *Versuch einer Entwicklungsgeschichte der Libido auf Grund der Psychoanalyse seelischer Störungen*, Leipzig-Wien-Zürich 1924

Adler, Alfred: *Melancholie und Paranoia*, in: Praxis und Theorie der Individualpsychologie, Frankfurt/M. 1977, S. 265–280

Ammon, Günter (Hrsg.): *Handbuch der Dynamischen Psychiatrie*, Bde. 1 und 2, München 1979 und 1982

Arbeitsgruppe Alternsforschung Bonn: *Altern – psychologisch gesehen*, Braunschweig 1971, 6. Auflage 1981

Arbeitskreis OPD (Hrsg.): *Operationalisierte Psychodynamische Diagnostik. Grundlagen und Manual*, Bern-Göttingen-Toronto-Seattle 1998

Arieti, Silvano / Bemporad, Jules: *Depression. Krankheitsbild, Entstehung, Dynamik und psychotherapeutische Behandlung*, Stuttgart 1983

Bayer, Hermann: *Coaching Kompetenz. Persönlichkeit und Führungspsychologie*, München-Basel 1995

Belz, H; Siegrist, M.: *Kursbuch Schlüsselqualifikation*, Freiburg 2000

Benesch, Hellmuth: *Wörterbuch zur Klinischen Psychologie*, Band 1, München 1981

Bieri, Peter: *Das Handwerk der Freiheit. Über die Entdeckung des eigenen Willens*, München-Wien 2001

Boessmann, U. / Peseschkian, N.: *Angst und Depression im Alltag. Eine Anleitung zu Selbsthilfe und positiver Psychotherapie*, Frankfurt/M. 1998

Brunner, Reinhard / Titze, Michael (Hrsg.): *Wörterbuch der Individualpsychologie*, München-Basel 1995

Burisch, M.: *Das Burnout-Syndrom*, Theorie der inneren Erschöpfung, Berlin 1994

Burton, Robert: *Anatomie der Melancholie*, 1. Auflage Oxford 1621, übersetzt nach der 6., verbesserten Auflage von 1651, Zürich und München 1988

Condrau, Gion: *Angst und Schuld als Grundprobleme der Psychotherapie*, Berlin 1976

de Haan, Gerhard / Rülcker, Tobias (Hrsg.): *Hermeneutik und geisteswissenschaftliche Pädagogik. Ein Studienbuch*, Frankfurt/M.-Berlin-Bern-Bruxelles-NewYork-Oxford-Wien 2002

Drilling, H. / Mombour W. / Schmidt M. H. (Hrsg.): *Internationale*

Klassifikation psychischer Störungen (ICD-10, Kapitel V [F]); klinisch-diagnostische Leitlinien, Bern-Göttingen-Toronto-Seattle 1995
Dilling, H. / Weyerer, S. / Castell, R.: *Psychische Erkrankungen in der Bevölkerung*, Stuttgart 1984
Dührssen, A.: *Psychodynamische Hypothesen zur Genese depressiver Erkrankungen*, in: Ärztliche Praxis. Die Zeitschrift des Arztes in Klinik und Praxis, XXVII. Jahrgang Nr. 89 (S. 3604–3608), vom 8. Nov. 1975, Frankfurt/M. 1977, 2. Auflage, S. 265–280
Eberwein, Werner: *Abenteuer Hypnose. Heilung durch Trance*, München 1996
ders.: *Angst verwandeln in Gelassenheit* (CD), Selbsthypnose mit Musik, München 1996
ders.: *Selbstheilungskräfte in der Seele entfalten* (CD), Selbsthypnose mit Musik, München 1996
ders.: *Den Traumpartner finden ... denn alleine war ich lang genug* (CD), Selbsthypnose mit Musik, München 1998
ders.: *Morgen kann ich drüber lächeln* (CD), Mehr Zuversicht durch Selbsthypnose, München 1997
ders.: *Was ist mein Weg?* (CD), Entscheidungshilfen mit Selbsthypnose, München 2002
ders.: *Nichtraucher durch Selbsthypnose* (CD), Das etwas andere Entwöhnungsprogramm, München 2004
Emery, Gary: *Wege aus der Depression*, Bergisch Gladbach 1992
Epstein Rosen L. / Amador X. F.: *Wenn der Mensch, den du liebst, depressiv ist. Wie man Angehörigen oder Freunden hilft*, Reinbek bei Hamburg 2003
Erdheim, Mario: *Die gesellschaftliche Produktion von Unbewußtheit. Eine Einführung in den ethnopsychoanalytischen Prozeß*, Frankfurt/M. 1992
Foulkes, S. H.: *Introduction to Group Analytic Psychotherapy*, London 1948
ders.: *Gruppenanalytische Gruppentherapie. Der Begründer der Gruppentherapie über die Entwicklungsstationen seiner Methode in Theorie und Praxis*, München 1974 (aus dem Englischen übertragen von Irmgard Pfeiffer)
Freud, Sigmund: *Trauer und Melancholie* (1917 <1915>), in: ders., Studienausgabe Bd. III, Frankfurt/M 1975
Fröhlich, W. D.: *Wörterbuch zur Psychologie*, München 1987,
Greenburg, Dan: *Die Kunst, sich schlecht zu fühlen*, Berlin 2002
Greif, S.: *Psychischer Streß am Arbeitsplatz*, Göttingen, 1991
Guardini, Romano: *Vom Sinn der Schwermut*, Leipzig 1990
Habermas, Jürgen: *Erkenntnis und Interesse*, Frankfurt/M. 1973
Hartmann, Nicolai: *Ethik*, Berlin 1926

Helmchen / Rafaelsen: *Depression, Melancholie, Manie*, Stuttgart 1982

Hesse J. / Schrader, H. Ch.: *Die Neurosen der Chefs und wie Sie mit ihnen fertig werden*, München-Zürich 1999

Hülsemann, Irmgard: *Sein Herz war ein blauer Vogel*, Stuttgart 2002

Keesen, Günter / Strauß, Bernd: *Melancholie, Schwermut und Traurigkeit*, in: Rattner: Menschenkenntnis durch Charakterkunde, Hamburg 1983, S. 235-261

Kielholz (Hrsg.): *Depressive Zustände*, Bern 1972

Kleespies, Wolfgang: *Vom Sinn der Depression. Selbstwertstörungen im Blickwinkel der Analytischen Psychologie*, München 1998

Kornbichler, Sabine: *Klaras Haus*, München 1999

Kornbichler, Thomas: *Die Kunst, sich in den Richtigen zu verlieben*, Stuttgart 2004

ders: *Nossrat Peseschkian – Morgenland/Abendland – Positive Psychotherapie im Dialog der Kulturen*, Frankfurt/M. 2003

ders.: *Wann hilft eine Psychotherapie?*, Berlin 1998

ders.: *Die Sucht, ganz oben zu sein. Zur Psychopathologie des Machtstrebens*, Frankfurt/M. 1996

ders. (Hrsg. zusammen mit Maaz, Wolfgang): *Variationen der Liebe. Historische Psychologie der Geschlechterbeziehung*, Tübingen 1995

ders. (Hrsg. zusammen mit Hartwig, Christa-Jana): *Kommunikationskultur und Arbeitswelt. Psychologische Dimensionen der beruflichen Weiterbildung im Transformationsprozess*, Berlin 1994

ders.: *Psychobiographie* (Trilogie)

Bd.1: *Tiefenpsychologie und Biographik. Ein Beitrag zur Wissenschaftsgeschichte*, Frankfurt/M.-Bern-NewYork-Paris 1989

Bd.2: *Adolf-Hitler-Psychogramme*, Frankfurt/M.-Bern-NewYork-Paris 1994

Bd.3: *Lebensgeschichte und Selbsterkenntnis*, Frankfurt/M.-Bern-New York-Paris 1994

ders.: *Unter Deutschen – Innenwelten/Außenwelten*, Berlin 1992

ders.: *Wilhelm Reich. Enfant terrible der Psychoanalyse. Jenseits von Sigmund Freud?*, Berlin 1989

ders.: *Die Entdeckung des siebten Kontinents. Der bürgerliche Revolutionär Sigmund Freud*, Frankfurt/M. 1989

ders. (Hrsg.): *Klio und Psyche*, Pfaffenweiler 1988

ders.: *Deutsche Geschichtsschreibung im 19. Jahrhundert. Wilhelm Dilthey und die Begründung der modernen Geschichtswissenschaft*, Paffenweiler 1986

Kornbichler, Th. / Meißner, W. / Schenke, H. / Schwarz, G. (Hrsg.): *Psychotherapie und Persönlichkeitsbildung*, Berlin 1980

Krebs, Wolfgang: *Zukunftserleben und Selbsttötung*, Frankfurt/M. 1982

Kulitza, Karl: *Ich hatte Depressionen. Aus der Einsamkeit zu neuer Lebensfreude. Ein Betroffener berichtet und gibt Rat*, Berlin 1997
Lepenies, Wolf: *Melancholie und Gesellschaft*, Frankfurt/M. 1969
Mahlmann, R.: *Konflikte managen*. Psychologische Grundlagen, Modelle und Fallstudien, Weinheim 2000
Marris, Robin: *Das Ende der Armut. Perspektiven für eine gerechtere Zukunft*, Berlin-Stuttgart-Wien 2001
Mansfield, Katherine: *Glück*, Leipzig 1980
Mentzos, Stavros: *Neurotische Konfliktverarbeitung. Einführung in die psychoanalytische Neurosenlehre unter Berücksichtigung neuer Perspektiven*, Frankfurt/M. 1984
Merkle, Rolf: *Wenn das Leben zur Last wird. Ein praktischer Ratgeber zur Überwindung seelischer Tiefs und depressiver Verstimmungen*, Mannheim 1991
miteinander leben lernen Heft 5, 7. Jahrgang, September 1982: *Fortschritte in der Gruppentherapie*
Neuhäuser, Heike / Rülcker, Tobias (Hrsg.): *Demokratische Reformpädagogik*, Frankfurt/M.-Berlin-Bern-Bruxelles-NewYork-Oxford-Wien 2000
Nevermann, Ch. / Reicher H.: *Depressionen im Kindes- und Jugendalter*, München 2001
Nicolai, Heinz (Hrsg.): *Goethes Gedichte in zeitlicher Folge*, Frankfurt/M. 1982
Nuber, Ursula: *Aus der Depression ins Leben*, in: *Psychologie heute*, Januar 1988
dies.: *Depression. Die verkannte Krankheit*, Stuttgart 2001
Otto, Petra: *Infarkt der Seele*, Rostock 2003
Peseschkian, Nossrat: *Psychosomatik und Positive Psychotherapie*, Frankfurt/M. 1997
ders.: *Klug ist jeder. Der eine vorher, der andere nachher. Geschichten und Lebensweisheiten*, Freiburg-Basel-Wien 2003
ders.: *Angst und Depression im Alltag. Eine Anleitung zu Selbsthilfe und positiver Psychotherapie*, Frankfurt/M. 1998
ders.: *Der nackte Kaiser oder: Wie man die Seele der Kinder versteht und heilt*, Augsburg 1997
ders.: *Auf der Suche nach Sinn. Psychotherapie der kleinen Schritte*, Frankfurt/M. 1997
ders.: *Positive Familientherapie*, Frankfurt/M. 2003
ders.: *Der Kaufmann und der Papagei*, Frankfurt/M. 2002
ders.: *Positive Psychotherapie*. Theorie und Praxis, Frankfurt/M. 1985
Prinz, Friedrich: Das *wahre Leben der Heiligen*, München 2003
Rappe-Giesecke, Kornelia: *Supervision. Gruppen- und Teamsupervision in Theorie und Praxis*, Berlin 1994

Rattner, Josef: *Krankheit, Gesundheit und der Arzt. Medizinische Anthropologie*, München 1993

ders.: *Theorie des Arztes*, in: miteinander leben lernen, Heft 1, 17. Jahrgang, Berlin 1992

ders.: *Depression*, in: Rattner, Josef: Der neurotische Mensch und seine Lebensschwierigkeiten, Hamburg 1984

ders.: *Selbsterkenntnis und Menschenkenntnis*, München 1975

ders.: *Gruppentherapie. Die Psychotherapie der Zukunft*, Frankfurt/M. 1973

Richter, J. / Richter, G. : *Lassen sich mittels depressionsspezifischer psychologischer Methoden endogene von neurotischen Depressionen trennen?*, in: E. Lange (Hrsg.) *Depression*, Leipzig 1988

Riemann, Fritz: *Grundformen der Angst. Eine tiefenpsychologische Studie*, München 1975

Rummenhöller, Peter: *Albrecht Dürers ›Melancholie‹*, in: miteinander leben lernen, Heft 4, Juli 1983, »Depressionen und ihre Überwindung«, S. 48 ff.

Ruprecht, Thomas: *Die Unbestimmtheit der Verursachung. Ein philosophischer Essay über Kausalität*, Bern-Stuttgart-Wien 2003

Schiferer, H. Ruediger u. a.: *Alfred Adler. Eine Bildbiographie*, München-Basel 1995

Schnoor, Heike: *Psychoanalyse der Hoffnung. Die psychische und psychosomatische Bedeutung von Hoffnung und Hoffnungslosigkeit*, Heidelberg 1988

Schmidbauer, Wolfgang: *Die hilflosen Helfer. Über die seelische Problematik der helfenden Berufe*, Reinbek bei Hamburg 1977

Schischkoff, Georgi (Hrsg.): *Philosophisches Wörterbuch*, 1965

Schultz-Hencke, Harald: *Lehrbuch der analytischen Psychotherapie*, Georg Thieme Verlag, Stuttgart 1951

ders.: *Der gehemmte Mensch*, Stuttgart 1947 (2. Auflage)

ders.: *Einführung in die Psychoanalyse*, Jena 1927

Seefeldt, Dieter: *Stress – was tun?* Berlin o.J.

Selye, Hans: *Stress beherrscht unser Leben*, Düsseldorf 1957

ders: *Einführung in die Lehre vom Adaptionssyndrom*, Stuttgart 1953

Simmel, Georg: *Soziologie: Untersuchungen über die Formen der Vergesellschaftung*, Frankfurt/M. 1992

Signori, Gabriela (Hrsg.): *Trauer, Verzweiflung und Anfechtung. Selbstmord und Selbstmordversuche in mittelalterlichen und frühneuzeitlichen Gesellschaften*, Band 3 der von Hedwig Röckelein herausgegebenen Reihe *Forum Psychohistorie*, Tübingen 1994

Spitz, René: *Die Entstehung der ersten Objektbeziehungen*, Stuttgart 1957

Spiel, Walter / Spiel, Georg: *Kompendium der Kinder- und Jugendneuropsychiatrie*, München/Basel 1987,
Stein, Rosemarie: *Psychische Störungen unzulänglich behandelt*, in: Frankfurter Allgemeine Zeitung, Mittwoch, 5. Oktober 1988, Nr. 232
Straus, Erwin: *Das Zeiterlebnis in der endogenen Depression und in der psychopathischen Verstimmung*, in: Psychologie der menschlichen Welt, Gesammelte Schriften, Berlin-Göttingen-Heidelberg 1960, S. 126–140
Sullivan, Harry Stack: *Die interpersonale Theorie der Psychiatrie*, Frankfurt/M. 1980
Tillich, Paul: *Mut zum Sein*, Stuttgart 1958
Waetzoldt, Wilhelm: *Dürer und seine Zeit*, München 1950
Wittchen, H.-U. / Zerssen, D. v.: *Verläufe behandelter und unbehandelter Depressionen und Angststörungen*, Heidelberg 1988
ZDF – Redaktion Gesundheit und Natur (Hrsg.): *Depressionen*, Mainz 1999 (Internet: www.zdf.de)
Zehentbauer, Josef: *Melancholie, Die traurige Leichtigkeit des Seins*, Stuttgart 2001

Quellennachweis

Aus folgenden Werken wurde mit freundlicher Genehmigung der Verlage zitiert:

Nossrat Peseschkian, aus: Der Kaufmann und der Papagei. © Fischer Taschenbuch Verlag GmbH, Frankfurt am Main 1979
Nossrat Peseschkian, aus: Psychosomatik und Positive Psychotherapie. © Springer Verlag, Berlin/Heidelberg 1991. Alle Rechte vorbehalten S. Fischer Verlag GmbH, Frankfurt am Main
Nossrat Peseschkian, aus: Auf der Suche nach Sinn. © Fischer Taschenbuch Verlag GmbH, Frankfurt am Main 1983
Thomas Kornbichler, aus: Nossrat Peseschkian. Morgenland – Abendland. © Fischer Taschenbuch Verlag GmbH, Frankfurt am Main 2003

Nützliche Adressen, wenn Sie sich für Aus-, Weiter- und Fortbildung interessieren

Märkisches Institut für Psychotherapie (MIP)
Luckenwalder Str. 9
15837 Schöbendorf
Tel.: 033704–66134
Fax: 033704–66133
E-Mail: info@maerkisches-institut.de
Internet: www.maerkisches-institut.de

Psyche – Museum für Psychotherapie
Träger: ICH e.V.
Luckenwalder Str. 9
15837 Schöbendorf
Tel.: 033704–66544
Fax: 033704–66133
E-Mail: thkornb@aol.com

cjh-personalentwicklung
Bismarckstr. 18
38667 Bad Harzburg
Tel.: 05322–553749
Fax: 05322–553749
E-Mail: Dr.Christa-JanaHartwig@t-online.de
Internet:www.cjh-personalentwicklung.de

Wiesbadener Akademie für Psychotherapie (WIAP)
Langgasse 38–40
65183 Wiesbaden
Tel.: 0611–373707
Fax: 0611–39990
E-Mail: info@wiap.de
Internet: www.wiap.de

Internationales Zentrum für Positive und Transkulturelle Psychotherapie e.V. (IZPP)
Internet: www.positum.org
und: www.transkulturell.de

Telos-Institut gGmbH
Kindermannstr. 7
80637 München
Tel.: 089–152855
Fax: 089–15982044
Internet: www.telosinstitut.de

Deutscher Dachverband für Psychotherapie (DVP)
60318 Frankfurt a. Main
Wielandstrasse 10
Tel.: 069–779366
Fax: 069–7073967
Internet: www.dvp-ev.de

Deutscher Psychotherapeutenverband (DPTV) e.V.
Am Karlsbad 15
10785 Berlin
Tel.: 030–2350090
Fax: 030–23500944
E-Mail: dptvbgst@aol.com
Internet: www.dptv.de

Österreichischer Bundesverband für Psychotherapie
Löwengasse 3/5/6
1030 Wien
Tel.: 01–5127090
Fax: 01–51270914
E-Mail: oebvp@psychotherapie.at
Internet: www.oebvp.at

Schweizer Psychotherapeuten-Verband (SPV/ASP)
Weinbergstr. 31
8006 Zürich
Tel.: 01–2666400
Fax: 01–2622996
E-Mail: spv@psychotherapie.ch
Internet: www.psychotherapie.ch

Schweizer Charta für Psychotherapie
Engelstrasse 5
9000 St. Gallen
Tel.: 071–2800524
Fax: 071–2800524
Internet: www.psychotherapie.ch

Europäischer Verband für Psychotherapie (EAP)
Internet: www.europsyche.org

World Council for Psychotherapy
WCP – Head Office
Rosenbursenstrasse 8/3/7
1010 Wien
Tel.: 01–5120444
Fax: 01–5120570

Nützliche Adressen, wenn Sie Hilfe brauchen

Deutscher Psychotherapeutenverband (DPTV) e. V.
Am Karlsbad 15
10785 Berlin
Tel.: 030–2350090
Fax: 030–23500944
E-Mail: dptvbgst@aol.com
Internet: www.psychotherapeuten-liste.de

Berufsverband Deutscher Psychologinnen und Psychologen
PID Psychotherapie-Informationsdienst
Oberer Lindweg 2
53129 Bonn
Tel.: 0228–746699
Email: pid@psychotherapiesuche.de
Internet: www.psychotherapiesuche.de

Früherkennungszentrum für psychische Krisen an der Klinik für Psychiatrie und Psychotherapie der Universität zu Köln
Joseph-Stelzmann-Str. 9
50924 Köln
Tel.: 0221–478-4042, Fax 0221–478-7490
Internet: www.fetz.org

Früherkennungs- und Therapiezentrum Berlin-Brandenburg
Tel.: 030–450517078
Email: fetz@charite.de

Informationen zu Selbsthilfegruppen:
Bundesverband Psychiatrie-Erfahrener, Tel:. 0235–558714
Bundesverband der Angehörigen psychisch Kranker e.V.,
Thomas-Mann-Straße 49a, 53111 Bonn,
Tel.: 0228–632646, Fax 0228–697759
Deutsche Gesellschaft für Soziale Psychiatrie (DGSP) –
Bundesgeschäftsstelle, Stuppstraße 14, 50823 Köln,
Tel.: 0221–511002

Danksagung

Dieses Buch ist das Ergebnis einer jahrzehntelangen praktischen und theoretischen Arbeit. Mein frühes Interesse für Psychotherapie war in den 70er und 80er Jahren im Berliner Arbeitskreis für Tiefenpsychologie, Gruppendynamik und Gruppentherapie (Leitung Prof. Dr. med. et phil. Josef Rattner) nachhaltig gefördert worden. In diesem Zusammenhang denke ich gerne an die Zusammenarbeit mit Dr. phil. Wilfried Wieck und einer Reihe weiterer Kolleginnen und Kollegen zurück.

Dankbar denke ich auch an die Zusammenarbeit
- mit meinen Kolleginnen und Kollegen vom »Märkischen Institut für Psychotherapie« (Berlin-Schöbendorf),
- mit Franzjosef Mohr, dem Leiter des »TELOS-Institut« (München und Bad Kissingen) und
- mit Prof. Dr. med. Nossrat Peseschkian und den Kolleginnen und Kollegen der »Wiesbadener Akademie für Psychotherapie«.

Ich danke Dr. phil. Monika Kraker-Rülcker, Prof. Dr. phil. Tobias Rülcker und Dr. med. Bernhard Richarz für die engagierten Kommentare zur Erstfassung des Manuskripts.

Ich danke Julia Schneiders und Toni Ihme, die während ihres Praktikums bei Recherchen zum Buch geholfen haben.

Mein Dank gilt auch Dr. päd. Ines Döhling, Anglika Breest und Georg Kornbichler, die den Text Korrektur gelesen haben.

Ich danke Heike Neumann vom Kreuz Verlag für die ermutigende und konstruktive Zusammenarbeit.

Mein herzlichster Dank gilt meiner lieben Frau Katrin Schlencker, die während der verstärkten Stresssituation in den letzten Monaten der Arbeit an diesem Buch stets ihre Geduld und ihren Humor bewahrte – und mir damit sehr geholfen hat.

Was wäre ein Psychotherapeut ohne seine Patienten und

Patientinnen. Nur in der Arbeit mit ihnen erweitert sich die theoretische und praktische Ausbildung des Psychotherapeuten zu wirklich tiefer Selbst- und Menschenkenntnis. Ich danke meinen Patientinnen und Patienten für das Vertrauen, das sie mir entgegenbringen. Ihnen widme ich dieses Buch. Mag es Ihnen helfen, ihre Selbstwerdung hoffnungsvoll und mutig zu leben.

Bitte um Feedback

Die Informationen für dieses Buch wurden sorgfältig recherchiert. Falls Sie über aktuellere Informationen verfügen sollten, bitten wir Sie, uns dies mitzuteilen. Bitte wenden Sie sich an:

Märkisches Institut für Psychotherapie (MIP)
Luckenwalder Str. 9
15837 Baruth-Schöbendorf
Tel.: 033704-66134
Fax: 033704-66133
E-Mail: info@maerkisches-institut.de
Internet: www.maerkisches-institut.de

Bibliografische Information der Deutschen Bibliothek
Die Deutsche Bibliothek verzeichnet diese Publikation in der
Deutschen Nationalbibliografie; detaillierte bibliografische Daten
sind im Internet über http://dnb.ddb.de abrufbar

Kreuz Verlag GmbH & Co. KG Stuttgart
Verlagsgruppe Dornier
Postfach 80 06 69, 70506 Stuttgart

www.kreuzverlag.de
www.verlagsgruppe-dornier.de

© 2004 Kreuz Verlag GmbH & Co. KG Stuttgart
Der Kreuzverlag ist ein Unternehmen
der Verlagsgruppe Dornier GmbH
Alle Rechte vorbehalten
Umschlaggestaltung: P.S. Petry & Schwamb, Agentur für Marketing
und Verlagsdienstleistungen, Freiburg
Umschlagbild: © ZEFA/Paul Eekhoff
Satz: de·te·pe, Aalen
Druck: GGP Media GmbH, Pößneck

ISBN 3-7831-2461-1